Günter Gunia

# Wie Wunder möglich werden

Professor Dr. med. Günter Gunia

# Wie Wunder möglich werden

Mein Weg zur chinesischen Medizin

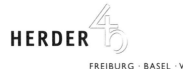

FREIBURG · BASEL · WIEN

*Für Sabine*

# Inhalt

Vorwort   7
  *Professor Dr. Friedrich Wallner*
  *Wien/Peking*

Zum Geleit   11
  *Professor Dr. Jürgen Beckmann*
  *München*

ERSTER TEIL
  Wie ich zum Chinesen wurde

1  Die Ankunft   17
2  Der Anfang   36
3  Erste Wunder   60

ZWEITER TEIL
  Wieder auf der Erde

4  Erste Patienten   83
5  Der Anruf   98
6  Plötzlich Lehrer   107
7  Teamwork und Tinnitus   122
8  Mit dem Ohr sehen   129

9 Ich bin ein Problem  136
10 Raum für TCM  142
11 Berlin, Berlin  148
12 Akupunktur im Adlon  166
13 Hannah  175

DRITTER TEIL
Für eine andere Medizin

14 Von der Schwierigkeit des Forschens  185
15 Das Gespenst namens Placebo  189
16 Verteidigungskämpfe  198
17 Wo die Chemie stimmt  205
18 Was zu tun ist  208

Lebensdaten von Günter Gunia  213

# Vorwort

DIE EUROPÄISCHE MEDIZIN – unsere Schulmedizin – und die Traditionelle Chinesische Medizin (TCM) sind heute die erfolgreichsten Medizinsysteme der Welt. Beide haben einen reichen Erfahrungshintergrund, doch eine total verschiedene wissenschaftliche Struktur: Ihre Methoden, Gesundheit zu erhalten und Krankheit zu heilen, sind grundlegend verschieden. Dies führte und führt in Europa zu vielen Missverständnissen und dilettantischen Anwendungen der Chinesischen Medizin – sowohl in englischen als auch in deutschen Lehrbüchern gibt es schwerwiegende Fehler.

Die genuin wissenschaftliche Behandlung der Chinesischen Medizin ist sehr schwierig und für den Arzt und erst Recht für den Laien schwer verständlich. Die naturwissenschaftlichen Untersuchungen der Chinesischen Medizin können wesentliche Inhalte und Strukturen nicht erfassen. Doch auch das Gegenteil – der Weg in eine esoterische Abkapselung – ist unbefriedigend und bedenklich.

Professor Dr. Günter Gunia beschreibt einen dritten Weg, der in der gegenwärtigen Situation der einzig überzeugende ist. Er verfügt nicht nur über einen großen Erfahrungsschatz als Schulmediziner, sondern hat auch in China eine gründliche Ausbildung für die Chinesische Medizin erhalten. Doch das Wichtigste ist: Er ist Arzt mit Leib und Seele. Dies beflügelte seine Intuition und hat ihn medizinische Strukturen und Behandlungsmöglichkeiten erkennen lassen, die vielen anderen verschlossen blieben. Ich selbst kenne Günter Gunia seit vielen Jahren – sowohl als Wissenschaftler wie auch als Patient. Dabei hatte ich oftmals Gelegenheit, seine kreative Rezeption der Chinesischen Medizin zu bewundern.

Nach zahlreichen wissenschaftlichen Arbeiten zur Akupunktur ist nun das vorliegende Buch entstanden. In der Form einer medizinischen Biografie schildert es Gunias Entwicklung und Erfahrungen als Arzt und »Chinese«. Die Form der Darstellung zeigt bereits, was der Schulmedizin vielfach fehlt: die menschliche Nähe zwischen Patient und Arzt, wissenschaftliche Bescheidenheit, intellektuelle Phantasie und Humor. Dies sind wesentliche Bedingungen der Anwendung der Traditionellen Chinesischen Medizin im Westen; eine bloße Übertragung der Techniken würde wenig bringen.

Wissenschaftliche Bescheidenheit soll nicht missverstanden werden: Die Chinesische Medizin beruht auf einem hoch sophistizierten theoretischen Gerüst, dessen Komplexität die Schulmedizin überschreitet. Sie ist absolut keine einfache »Naturmedizin«. Zwei wesentliche Unterschiede zur schulmedizinischen Wissenschaft sind eindeutig: Erstens impliziert die TCM nicht, dass nur das, was wissenschaftlich erklärbar ist, zählt, und zweitens macht sie den Patienten zu keinem »Fall«. Deshalb ist ein direkter Vergleich der beiden Medizinsysteme in der für die Schulmedizin üblichen Methodik – Doppelblindverfahren, placebokontrollierte Studien, große Fallzahlen etc. – nicht zielführend, sondern methodologisch falsch; er reduziert das medizinische Potenzial der TCM beträchtlich. Deren eindrucksvolle Erfolge blieben unverständlich. Um die Chinesische Medizin zu verstehen und sie adäquat anzuwenden, muss man sich in ihr gänzlich anderes System hineindenken; dies ist Günter Gunia hervorragend gelungen.

Am Ende seines Buches stellt er seine Vision – die sich mit meiner deckt – vor: die universitäre Ausbildung zur TCM. Diese würde nicht nur eine gewaltige – und immer notwendiger werdende – Bereicherung unseres Gesundheitssystems darstellen, sondern auch einen wesentlichen Beitrag zur geistigen Öffnung Deutschlands leisten. Je eher dies geschieht, desto besser für uns!

*Professor Dr. Friedrich Wallner*
Universität Wien
und Academy for Chinese Medical Sciences, Beijing
Peking, Mai 2011

# Zum Geleit

GEGEN ENDE DES vorigen Jahrhunderts saß ich an der Universität Potsdam im Büro eines Kollegen. Der Sohn des Kollegen führte einen Mann in das Büro, den er mir als Dr. Gunia vorstellte. Der Kollege ergänzte, »Dr. Gunia ist Chinese, er macht chinesische Medizin«. Anfang der 1990er Jahre hatte ich selbst meinen ersten Kontakt mit der Traditionellen Chinesischen Medizin (TCM) gehabt. Nachdem die Schulmedizin bei meiner chronischen Nebenhöhlenerkrankung nicht weitergekommen war, suchte ich in München einen Arzt für TCM auf, um mich mit Akupunktur behandeln zu lassen – obwohl ich mit meiner naturwissenschaftlichen Ausbildung daran absolut nicht glaubte. Zu meiner Überraschung begann bei mir »ungläubigem Thomas«, während ich mit gefühlten tausend Nadeln in Ohren, Händen und Füßen auf der Liege lag, nach wenigen Minuten die Nase zu laufen und frei zu werden. Nach einigen Monaten Akupunkturtherapie wurde mir von einem Spezialisten der Schulmedizin bescheinigt, dass er keine Probleme bei meinen Nebenhöhlen mehr sehen könne. Nach meinem Ruf an die Universität Potsdam wollte ich mich auch dort chinesisch behandeln lassen. Es gab dort »echte« Chinesen, die des Deutschen praktisch nicht mächtig waren und mich teilweise sehr schmerzhaft akupunktierten – leider aber keine heilenden Wirkungen entfalten konnten. Damals verstand ich noch nicht, warum.

Etwa fünf Jahre später, im Büro des Potsdamer Kollegen, wollte mir der »deutsche Chinese« nun vorführen, wie er durch einen Blick in meine Ohren erkennen könne, was mir fehle. Meine Skepsis war sofort wieder da. Dr. Gunia schaute mir in die Ohren und teilte mir mit, er erkenne Rückenprobleme. Das fand ich nicht sonderlich überraschend. Es dürfte kaum Menschen meines Alters mit hauptsächlich sitzender Tätigkeit geben, die keine Rückenprobleme haben. Dann aber sagte Gunia, er könne auch erkennen, dass ich Probleme mit meinem rechten Knie habe. Das war höchst erstaunlich, denn er hatte mich nicht herumlaufen sehen. Tatsächlich laborierte ich seit mehr als einem halben Jahr an Schmerzen in meinem rechten Knie herum. Die Schulmedizin hatte dagegen kein erfolgreiches Rezept gefunden. Gunia setzte mir einige Nadeln gegen die Knieschmerzen und tatsächlich waren sie einige Tage später wie weggeblasen.

Diese Erfahrung konnte ich in der Folgezeit wiederholt machen. Natürlich stellte sich dabei auch die Frage, weshalb die echten Chinesen in Potsdam das nicht erreichen konnten, was der deutsche Chinese konnte? Was ist an diesem Dr. Gunia so besonders? Die Lektüre des vorliegenden Buches dürfte einiges davon offenbaren. Aus meiner Sicht liegt es unter anderem an der Neugier von Günter Gunia. Er begnügt sich nicht mit einfachen, einseitigen (Schein-)Lösungen, sondern versucht ein Phänomen umfassend und ganzheitlich zu verstehen. Dabei war und ist er stets offen für die vielfältigsten Erfahrungen. Als Persönlichkeitspsychologe kann ich sagen, dass sich dies in seinem Charakter widerspiegelt und in seinem Verhalten niederschlägt. Er schafft es mit seiner zurückhaltenden, freundlichen Art sehr schnell, eine Beziehung zum Patienten herzustellen, die psychologische Therapeuten als »Rapport« bezeichnen. Rapport ist gekennzeichnet durch gegenseitiges Vertrauen und emotionale

Kongruenz. Hier gehen Therapeut und Patient eine Art kurzzeitige Symbiose ein, in der sie gewissermaßen im Gleichklang schwingen. Sogar ihr Atemrhythmus gleicht sich einander an. Dazu kommt die Offenheit und gegenseitige Akzeptanz im Gespräch. Arzt und Patient beggnen sich auf gleicher Ebene. Das weicht sehr stark ab vom üblichen Arzt-Patient-Verhältnis in Deutschland, ist aber ein wichtiges Element der traditionellen chinesischen Medizin. Möglicherweise kann es im deutschen Kulturkreis nur schwer von echten Chinesen zu voller Blüte entwickelt werden. Es bedarf wohl eines »deutschen Chinesen« wie Günter Gunia.

Nach unserem damaligen ersten Zusammentreffen im Büro des Potsdamer Kollegen haben wir eine sehr erfolgreiche interdisziplinäre Zusammenarbeit begonnen. Es entstand ein Modell für eine ganzheitlich orientierte Gesundheitsfürsorge, das in Deutschland einzigartig war. Mittlerweile erkennt man an vielen Orten in Deutschland, dass eine technologisch spezialisierte Medizin dazu nicht in der Lage ist. Diese Erkenntnis ist neu für uns, für die Chinesen dagegen bereits jahrtausendealtes Wissen. Insofern mag Günter Gunia heute vielleicht manchmal den Eindruck haben, letztendlich von der Erde (China) doch wieder auf dem Mond (Deutschland) gelandet zu sein.

*Professor Dr. Jürgen Beckmann*
Dekan der Fakultät für Sport- und Gesundheitswissenschaft
Technische Universität München

ERSTER TEIL

# Wie ich zum Chinesen wurde

# 1 Die Ankunft

AUF DEM FLUR wird es plötzlich laut. Ich schaue nach, was los ist. Andreas steht da, mit nichts weiter bekleidet als einer Unterhose und einer Socke am rechten Fuß, die andere baumelt in seiner linken Hand. Er versucht, die Dame zu beruhigen, die sich vor ihm gerade lauthals echauffiert. Eine Zumutung sei ihr Zimmer, die reinste Bruchbude. Und ihr Badezimmer möge sie gar nicht betreten, bei all dem Getier, das da hemmungslos auf dem Boden herumkrabbelt. Ihre Stimme überschlägt sich vor lauter Aufregung. Andreas zuckt die Schultern, breitet die Arme aus mit den Handflächen nach vorn, die Geste derer, die gerade nichts ändern können, wobei die Socke in seiner Hand trostlos nach unten hängt, was den ganzen Anblick noch ein bisschen trauriger macht. Er sagt etwas, das im Wortschwall der anderen untergeht. Wäre ich nicht so müde, würde ich unserem Reiseleiter zur Seite springen. Würde die Frau daran erinnern, dass wir doch bereits vor der Fahrt gebeten wurden, uns auf einige Unannehmlichkeiten einzustellen, und dass China, auch wenn wir das Jahr 1990 schreiben, noch ein Entwicklungsland ist und vieles einfach nicht so funktioniert wie bei uns. Und dass wir schließlich auch nicht zum Vergnügen hier sind und uns doch in Anbetracht dessen durchaus mit den Umständen arrangieren könnten. Aber Andreas, das wird schnell klar, braucht mich nicht. Durch seine souveräne Art oder durch seinen Mitleid erregenden Aufzug oder vielleicht auch aufgrund der unwiderstehlichen Kombination von beidem schafft er es bald, die Frau zu beruhigen. Also schließe ich die Tür, um endlich das zu tun, was ich schon seit Stunden möchte: einfach schlafen.

Ich schaue auf die Uhr. Hier in China ist es Mitternacht, doch in Deutschland erst 17 Uhr. Kein Wunder, dass ich keinen Schlaf finde, obwohl ich nach dem langen Flug, den ganzen Empfängen und Treffen, die ich gleich nach der Ankunft absolvieren musste, hundemüde bin. Doch die innere Uhr ist unbarmherzig. Unbarmherzig ist auch der Nachbar, der offensichtlich ebenfalls nicht schlafen kann. Er hat angefangen, auf seiner Klarinette zu spielen, und dank der dünnen Wände sitze ich im Publikum in der ersten Reihe. Fassungslos starre ich an die Decke. Ein Schnaps wäre jetzt nicht schlecht. Doch eine Minibar suche ich in dem winzigen Hotelzimmer vergeblich. Dafür finde ich im Handgepäck die Großfamilienpackung Kirschpralinen, die ich mir in weiser Voraussicht im Duty Free Shop in Frankfurt gekauft hatte. Ich lege mich zurück auf die Matratze, schiebe mir eine Praline nach der anderen in den Mund und fixiere wieder die fleckige Decke über meinem Kopf. Und dann passiert, was auf Reisen wohl nicht selten geschieht, wenn man völlig übermüdet und gereizt ist, wenn die Bilder des Tages im Kopf Karussell fahren und einfach nicht zum Stillstand kommen wollen: Die elementaren Fragen des Seins schieben sich erbarmungslos ins Bewusstsein und fordern Antworten. Wo bin ich? Woher komme ich? Und wie, in aller Welt, bin ich nur hierher gelangt? Und schon fliegen die Gedanken durch Räume und Zeiten, so, wie nur wenige Stunden zuvor das Air-China-Flugzeug über die Länder auf seinem Weg von Frankfurt nach Peking.

»JUNGE, DU SOLLST mal einen Beruf erlernen, in dem du weiße Hemden trägst!«, hatten meine Eltern gesagt, wenn es darum ging, was aus ihrem Sohn einmal werden sollte. Bloß keine schwarze Bergarbeiterkluft, wie sie mein Vater, der als Techniker untertage arbeitete, und so viele andere bei uns in Gelsenkirchen trugen, einer Stadt, geprägt von Steinkohle und Schwerindustrie. Stadt der »Tausend Feuer« wird sie auch genannt – nach den vielen Fackeln, über die das überschüssige Gas der Kokereien verbrannt wurde. Den weißen Kittel eines Arztes hatten meine Eltern vermutlich nicht gemeint. Eher das gebügelte Hemd eines kaufmännischen Angestellten.

Dass es tatsächlich in Richtung Arztkittel gehen könnte, realisierte ich auf dem erzbischöflichen Kolleg in Neuss, wo ich das Abitur nachmachte – nachdem ich während meiner Schlosserlehre gemerkt hatte, dass weder das Schlosser-Dasein noch der danach angepeilte Ingenieursberuf das Richtige für mich sein sollte. Es war eine harte Zeit damals auf dem Kolleg, die Anforderungen waren hoch und nicht alle meiner Mitschüler diesen gewachsen. Ich erlebte, wie einige von ihnen mit dem Stress überhaupt nicht zurechtkamen und in schwere psychische Krisen gerieten. Manche waren zeitweise nicht einmal mehr ansprechbar. Auch mich hat die Schulsituation sehr herausgefordert. Die hohe Belastung habe ich am eigenen Körper erfahren und somit die psychische Anfälligkeit des Menschen. Das Phänomen hat mich irritiert wie fasziniert. So entwickelte ich den Wunsch, Psychiater zu werden. Ich wollte die Psyche des Menschen besser kennenlernen und Leuten mit psychischen Problemen helfen können.

Doch einen Studienplatz für Medizin konnte ich nicht sofort nach dem Abitur antreten. Die Zeit bis dahin überbrückte ich mit ein paar Semestern Volkswirtschaftslehre, meinem Dienst bei der Bundeswehr und einem Jahr als ungelernter Hilfspfleger in einer geschlossenen Psychiatrie. Alle diese Stationen waren rückblickend betrachtet sinnvoll. Bei der Bundeswehr bin ich nach der Grundausbildung zu den Sanitätern gewechselt, weil es mir eher lag, Menschen zu retten, statt auf sie zu schießen. Ich wollte helfen, heilen und wieder herrichten, was kaputt gemacht wurde. So lernte ich, wie man Verbände anlegt, Spritzen setzt, Wunden reinigt, Verletzte birgt – aber vor allem: dass mir das Medizinische liegt. In der Psychiatrie in Hannover Langenhagen habe ich danach genau ein Jahr und zwei Wochen gearbeitet. Ein Jahr hätte genügt, sage ich manchmal im Scherz, die zwei letzten Wochen waren zu viel. Wenn man bis zu vierzehn Stunden am Tag mit acht schwer psychisch Kranken in einem Zimmer eingesperrt ist, weiß man irgendwann nicht mehr, auf welcher Seite man eigentlich steht. Von den anderen unterscheidet man sich quasi nur noch durch den weißen Kittel – und durch den Schlüsselbund. Ich erinnere mich daran, wie es die Insassen einmal auf die Schlüssel abgesehen hatten und sich zusammentaten, um mich zu überwältigen. Ausgerechnet der Patient mit Stupor, einer Krankheit, bei der man sich nicht mehr bewegen kann und der Körper ganz steif ist wie ein Brett, hat die Situation für mich gerettet: Der Mann, der sonst immer nur teilnahmslos und – wie es schien – völlig in sich gekehrt auf seiner Pritsche lag, sprang plötzlich auf und schlug wie wild auf einen Stuhl ein. Natürlich schauten ihn alle überrascht an, der Schlüssel war vergessen. Es war das perfekte Ablenkungsmanöver. Der Patient, der übrigens auch noch Jesus hieß, verhinderte durch seine Aktion, dass mir die anderen gewaltsam den Schlüssel entwendeten, und er bewahrte mich dadurch vermutlich auch vor der einen oder anderen Blessur, wenn nicht Schlimmerem. Was mich viel mehr faszinierte als der Umstand, noch einmal davongekommen zu sein, war die Psychodynamik hinter dieser Verteidigungsaktion: Dieser Mann hatte wahrgenommen, was die anderen aushecken, wollte einschreiten, konnte dies nur, indem er für einen kurzen Moment aus seiner Starre ausbrach – und war auf einmal sogar dazu in der Lage.

Kurz danach erfuhr ich, dass ich in Hannover mein Medizinstudium beginnen konnte, fast von einem Tag auf den nächsten. Und da warteten ganz andere Herausforderungen auf mich. Gleich im ersten Semester hatten wir Anatomie, mussten also an Leichen die menschlichen Organe studieren und uns an ihnen mit dem Skalpell üben. Ich weiß noch, wie ich zum ersten Mal in diesem Hörsaal stand und verzweifelt gegen den Fluchtreflex sowie die Übelkeit ankämpfte. Was soll ich hier, fragte ich mich, ich möchte doch nur Psychiater werden und kein Chirurg. Doch wer Arzt werden will, muss da durch. Das galt auch für mich. Ich versuchte, mich zu überwinden, und nahm das Skalpell in die Hand. Schließlich sagte der Professor, was ich tun sollte. Er gab mir eine ganz konkrete Anweisung, und ab diesem Moment ging es. Ich war konzentriert und vermochte es, all meine anderen Gefühle auszublenden. Dennoch wurde ich nie ein Freund dieser Anatomie-Stunden, vielmehr wurde ich darin bestärkt, dass – bei allem handwerklichen Geschick, das ich mitbrachte und unter Beweis stellte – die Chirurgie nicht mein Berufsziel sein würde. Allerdings: In der praktischen Auseinandersetzung habe ich natürlich sehr viel gelernt und erfahren – sehr viel mehr als mir Bücher hätten beibringen können.

Während meines ganzen Studiums habe ich immer die Praxis gesucht und die Zeit lieber in der Klinik als in der Bibliothek verbracht. Zwei Studienfreunde von mir hielten es genauso. Irgendwann hatten wir uns angewöhnt, morgens um acht Uhr in die Pathologie zu gehen und um zwölf Uhr dem Treffen zwischen Klinikern und Professoren beizuwohnen, in dem die jüngsten Fälle besprochen und analysiert wurden. Ich habe die Szenerie noch genau vor Augen – wie die Professoren oben auf dem Podest standen wie auf einer Bühne und ihre Diagnostik und Therapie erklärten, während die Pathologen unten anhand der entnommenen, erkrankten Organe vor ihnen auf den Tischen zeigten, was das Problem des Patienten gewesen war und woran er gestorben ist. Man konnte als Student an diesen Treffen teilnehmen, musste es jedoch nicht. Für mich und meine Freunde waren sie bald Pflichttermine. Hier haben wir vermutlich am meisten gelernt, weil wir hier auch unmittelbar Einsicht in ärztliche Fehler bekamen – waren die Therapien doch offensichtlich nicht immer erfolgreich gewesen.

Während des Studiums arbeitete ich in einem Krankenhaus, wo ich Nachtdienste leistete. Es war das Klinikum Großburgwedel, eine halbe Stunde außerhalb von Hannover. »Frère de Nuit« nannten mich die Schwestern liebevoll, Bruder der Nacht. Für mich war die Arbeit nicht nur reich an neuen Erfahrungen, sondern auch notwendig. Im Jahr 1976 war mein Sohn geboren worden, ich musste plötzlich eine Familie ernähren und hatte mit Studium und Job natürlich ganz schön zu tun. Einmal schob ich in drei Monaten 52 Nächte Dienst. Tagsüber konnte ich mich kaum mehr wachhalten und musste Kollegen und Kommilitonen bitten, mich aufzuwecken, sollte der Schlaf mich übermannen.

In dem Krankenhaus in Großburgwedel habe ich dann auch im letzten Jahr meines Medizinstudiums mein Praktisches Jahr (PJ) absolviert. In zwölf Monaten hatte man damals drei Stationen zu durchlaufen. Innere Medizin und Chirurgie waren Pflicht, die dritte konnte man frei wählen. Ich entschied mich für die Gynäkologie. Die Innere Medizin war meine erste Station und die Arbeit dort hat mich sehr begeistert. Ohnehin hatte ich mich im Laufe meines Studiums schon langsam von dem Wunsch, Psychiater zu werden, verabschiedet. Die Innere Medizin schien mir ein guter Kompromiss, wird ihr doch zum Beispiel auch die Psychosomatik zugeordnet. In der Abteilung für Innere Medizin fühlte ich mich angekommen, hier schob ich sogar an den Wochenenden freiwillig und unbezahlt Dienst, um noch mehr praktische Erfahrungen zu sammeln, aber auch, um bloß nichts zu verpassen. Am liebsten wäre ich bei sämtlichen

Vorgängen – von der Aufnahme oder Einlieferung des Patienten über die Therapie und Visiten bis zur Entlassung und Nachsorge – dabei gewesen.

So viel Interesse ich der Inneren Medizin entgegenbrachte, so viel Respekt, wenn nicht gar etwas Furcht, hatte ich vor der Chirurgie. Bezeichnenderweise kam ich an meinem ersten Tag auf der chirurgischen Station als Patient durch die Tür. Ich hatte einen schlimmen Motorradunfall, war bei 80 bis 100 Stundenkilometern in einen abbiegenden Lkw gefahren. Bei meiner Maschine war der rechte Zylinder abgebrochen und der gesamte Antrieb aus dem Rahmen gesprungen. So etwas überlebt man eigentlich nicht, aber ich hatte offensichtlich meine Aufgabe auf Erden noch nicht erfüllt und mir lediglich eine Fraktur des rechten Handgelenkes und der linken Schulter sowie diverse Platz- und Schürfwunden zugezogen. Bei der Frage nach der Unfallsache könnte man natürlich auch die Psyche heranziehen und vermuten, dass ich abgelenkt, weil in Gedanken schon im OP war, was mich ironischerweise genau dorthin brachte, wo ich eigentlich gar nicht hinwollte. So ganz falsch ist diese Vermutung nicht. Ich war in der Tat während der Fahrt mit meinen Gedanken nicht ganz auf der Straße. Und es waren keine schönen Gedanken, die mich vom Verkehr ablenkten: Aber nicht die Arbeit, das Private hatte mich beschäftigt. Ich kam von einem Kaffeetrinken mit meiner Frau. Wir waren gerade dabei, uns zu trennen.

Meine Zeit in die Chirurgie begann also als Patient auf dem Röntgentisch liegend, mit einer Tasse schwarzem Kaffee auf dem Brustkorb und einer Zigarette in der Hand, und all meine Lieblingskollegen waren da: meine Lieblingsassistentinnen aus der Röntgen- und Laborabteilung, der netteste Chirurg des ganzen Krankenhauses und meine Lieblingsambulanzschwester. Nach elf Tagen wurde ich als Patient von der Station entlassen. Trotz des unrühmlichen Starts oder vielleicht auch gerade deshalb habe ich die folgenden Wochen dort dann gut gemeistert. Im

Prinzip funktionierte es ähnlich wie im Anatomie-Hörsaal im ersten Semester. Sobald ich eine konkrete Aufgabe bekam und wusste, was ich zu tun hatte, war alles nicht mehr so schlimm. Dann konnte ich die Gefühle beiseiteschieben und habe einfach funktioniert. Auch später als Notarzt war das so. Viele haben mich damals gefragt, wie ich bloß damit klarkommen könne: mit dem furchtbaren Anblick der Verletzten bei Verkehrsunfällen, dem ganzen Leid, dem Stress. Dabei war es eigentlich ganz einfach. Es ging zunächst ausschließlich darum, zu tun, was getan werden musste. Später dann, wenn die Patienten versorgt waren, ließ ich Emotionen zu, keine Sekunde vorher. Dann also, wenn alles vorbei war, steckte ich mir eine Zigarette an – damals rauchte ich noch – und realisierte oft erst in dem Moment der Muße, was eigentlich geschehen war. Und so habe ich es immer gut geschafft, emotional belastende Situationen mit rationalem Denken zu entspannen. Belastender waren später Momente als Arzt, als es kein Leben mehr zu retten gab. Wie zu der Zeit, als ich innerhalb von zwei Wochen zunächst die Anatomie eines völlig zerstörten Körpers auf hundert Meter Bahngleisen zu rekonstruieren hatte, um dann wenige Tage später die Leiche eines ertrunkenen Kindes auf Missbrauchspuren zu untersuchen und mich zuletzt in einer Wohnung befand, in der sich eine Frau mit beidseits geöffneten Pulsadern noch kurz vor ihrem Tod die Bestattungskleidung zurechtgelegt hatte. Um solche Momente zu verarbeiten, hat es Wochen und Monate gebraucht.

MEINE LETZTE STATION während des Praktischen Jahrs verbrachte ich in der gynäkologischen Abteilung. Hier machte ich eine Erfahrung, die mich in meinem ärztlichen Leben stark prägen sollte. Bei einer der herkömmlichen Visiten wurde eine junge Frau, die gerade einen Schwangerschaftsabbruch vor sich hatte, vor versammelter Mannschaft gefragt, warum sie die Abtreibung vornehmen wolle. Dies allein war schon schlimm genug. Aber die Patientin befand sich zudem noch auf dem Gynäkologenstuhl, also in einer ohnehin nicht gerade würdigen Position. Die Frau rang nach Worten und mit den Tränen, und sie tat mir furchtbar leid. Nach der Visite ging ich eigens noch einmal zu ihr, um ihr zu sagen, dass ich das Verhalten der Kollegen äußerst unsensibel fand. Damals wurde mir zum ersten Mal die psychische Belastung bewusst, die eine Abtreibung beziehungsweise die Entscheidung zu diesem Schritt mit sich bringt. In der Folge habe ich mich mit den psychischen Auswirkungen von Schwangerschaftsabbrüchen beschäftigt und zu dem Thema auch einen psychotherapeutischen Workshop besucht. Dort analysierten wir zum Beispiel Bilder, die Frauen nach einem Schwangerschaftsabbruch gemalt hatten. Wieder einmal war ich also bei dem Thema Psyche angekommen und ihrer Bedeutung im Arzt-Patient-Verhältnis. Das Thema hat mich nie mehr losgelassen.

Meine Doktorarbeit schrieb ich dann aber in der Gerichtsmedizin. Nach meinem Examen im Jahr 1984 arbeitete ich in verschiedenen Kliniken im Raum Hannover in den üblichen Schichtdiensten. Meine Urlaubstage nutzte ich oft dazu, Kollegen zu vertreten. Einmal übernahm ich dabei auch die Urlaubsvertretung für einen Landarzt. Seine Praxis lag am Stadtrand von Hannover. Er selbst war schon etwas älter, hatte einen Herzinfarkt gehabt und seitdem Herzrhythmusstörungen. Zunächst suchte er nur jemanden, der die Praxis führte, während er sich in der Kur rehabilitieren wollte, aber eigentlich hielt er langfristig nach jemandem Ausschau, der die Praxis übernahm, so dass er sich zur Ruhe setzen konnte. Ich wusste das. Was ich nicht wusste: dass ich es sein sollte.

Am ersten Tag nach meiner Urlaubsvertretung war ich mit dem Arzt in der Praxis verabredet, um die Übergabe vorzunehmen und zu berichten, wie es in seiner Abwesenheit gelaufen ist. Doch der Mann wollte gar nicht über seine Patienten reden. Er fragte mich direkt, ob ich nicht in seine Praxis einsteigen wolle. Merkwürdigerweise musste ich gar nicht lange überlegen. Meine Antwort war klar. Ich konnte es mir wirklich sehr gut vorstellen. In den letzten Wochen hatte ich gemerkt, dass mir die Arbeit als Allgemeinmediziner sehr lag, dass ich gern mein eigener Chef war und dass ich den engen Kontakt zu den Patienten mochte. Zu einigen von ihnen hatte ich bereits ein sehr gutes Verhältnis aufgebaut, manche würde ich vermutlich sehr vermissen, wenn ich wieder zurück in der Klinik wäre, bei der ich gerade unter Vertrag stand.

»Wann soll ich anfangen?«, fragte ich.

»Sofort.«

»Was heißt sofort?« Ich dachte daran, dass ich in der Klinik erwartet wurde, um meinen Dienst dort anzutreten.

»Na, heute«, sagte mein Vorgänger und zuckte die Achseln.

Und so wurde ich quasi von jetzt auf gleich Landarzt mit einer eigenen Praxis. Mit der Klinik konnte ich mich schnell einigen, die Ärzte dort waren natürlich an einem guten Verhältnis zu den allgemeinmedizinischen Praxen interessiert und legten mir keine Steine in den Weg. Ich konnte also mein neues Leben beginnen.

Es handelte sich um eine kleine verträumte Landarztpraxis, die recht gut lief, aber technisch großen Nachholbedarf hatte. Also rüstete ich sie ein wenig auf. Ich kaufte ein Ultraschallgerät für Bauch- und Schilddrüse, Ultraschallgeräte für die Gefäße, ein Ultraschallgerät für das Herz, ein Lungenfunktionsgerät, Endoskope für den oberen und unteren Verdauungstrakt und einen EKG-Messplatz. So konnte ich auch kardiologisch und gastroentologisch arbeiten. 1,3 Millionen Mark investierte ich innerhalb der ersten drei Jahre – in eine Praxis, die bei meiner Übernahme 200.000 Mark Jahresumsatz machte. Das war kein Pappenstiel. In den ersten Jahren habe ich mit der Praxis nichts verdient.

Das Geld kam über die Notdienste an Mittwochnachmittagen und am Wochenende rein, in den Zeiten also, in denen ich keine Sprechstunde hatte.

Doch die Praxis lief bald sehr gut und immer besser. Schon im ersten Jahr verbuchte ich einen Umsatz von 330.000 Mark, im dritten schon fast das Doppelte und zwei Jahre darauf waren es schon über eine Million. Meine Praxis gehörte bald zu den Top 100 in ganz Deutschland – für den kleinen Vorort, in dem sie lag, war das schon bemerkenswert. Und es gab sogar noch einen Kollegen dort, der es in die Top 5 geschafft hatte. Zu einer seiner Patientinnen soll er einmal gesagt haben: »Also wenn du eine Krankschreibung brauchst, dann komm zu mir, ich schreib dich krank. Wenn du gesund werden willst, dann geh zu Günter Gunia, der macht dich gesund.«

Mein Ruf war nicht der schlechteste. Doch wie oft wünschte ich, der Kollege hätte recht gehabt und ich könnte sie wirklich alle gesund machen. Man lernt ja schon im Studium, dass das nicht geht, dass man als Mediziner sehr oft an seine Grenzen stößt. Es fiel mir schwer, dies zu akzeptieren, ich wollte sie ein bisschen ausreizen, nach hinten verschieben, diese Grenzen. Ohnehin hatte ich einen großen Ehrgeiz. Im Prinzip wollte ich alles besser machen als andere Ärzte, vor allem wollte ich mir Zeit nehmen für die Patienten. Als Kind war ich oft krank und hatte erleben müssen, wie Ärzte, die mich kaum angesehen hatten, schon ein Rezept ausfüllten. So wollte ich nie sein. Außerdem wollte ich meinen Patienten so viel wie möglich bieten können und sie nicht wegen jeder Kleinigkeit zum Kollegen oder in die Klinik überweisen. Also machte ich verschiedene Zusatzausbildungen und beschäftigte mich etwa mit Gefäßheilkunde, Venenheilkunde und Diabetologie. Auch psychotherapeutisch bildete ich mich ständig weiter. Ich hatte viele Untersuchungsmethoden im Angebot, die es in anderen Praxen nicht gab. Sogar gynäkologische Untersuchungen führte ich durch. Es war für mich bald selbstverständlich, meine Patienten ganzheitlich zu behandeln, am liebsten hätte ich ihnen eine Rundumversorgung angedeihen lassen. Warum auch sollte ich die Patienten, die mir ein großes Vertrauen entgegenbrachten und deren Krankengeschichten ich genauso gut kannte wie nicht selten auch die gesamte Familiengeschichte, zu Kollegen überweisen, die sie nicht kannten, wo es doch anders ging. Der Preis dieser Einstellung war natürlich die Last großer Verantwortung. Wie oft lag ich nachts wach und ging in Gedanken noch einmal alle Patienten des Tages durch. Ich fragte mich, ob ich sie richtig behandelt und alles für sie getan hatte, was in meiner Macht stand. Erst wenn ich überzeugt davon war, konnte ich einschlafen. Und wie oft gab es Patienten, die mich wach hielten, deren Krankheiten und Leiden mir den Schlaf raubten, weil ich ihnen nicht weiterhelfen konnte, weil ich mit meinem Latein am Ende war.

SO WAR ICH sehr hellhörig, als mich eines Tages Bernd, ein befreundeter Dermatologe, anrief, um mir ganz euphorisch von einem Vortrag zu berichten, den er an der Uni Hannover gehört hatte. Es ging um Akupunktur.

»Günter, du glaubst nicht, was mit Akupunktur alles möglich ist!« Bernd schrie regelrecht ins Telefon, weshalb ich den Hörer ein wenig vom Ohr wegdrehte. »Gerade bei chronisch kranken Patienten ist der Behandlungserfolg sensationell!«

Es war natürlich nicht das erste Mal, dass ich von Akupunktur gehört habe. Akupunktur wird in Deutschland seit Anfang der 1950er Jahre praktiziert und gelehrt. Heribert Schmidt, Erich Stiefvater und Gerhard Bachmann gründeten 1951 die Gesellschaft für Akupunktur, die später in Deutsche Gesellschaft für Akupunktur umbenannt wurde. Bachmann, der als Wegbereiter der Akupunktur in Deutschland gilt, hatte die Nadeltechnik in Frankreich von Roger de la Fuye gelernt. Dieser wiederum war ein Schüler jenes Soulie de Morant (1878–1955), der als französischer Diplomat in China gelebt und zurück in Frankreich die Akupunktur in Europa salonfähig gemacht hatte. Morant gilt als Vater der westlichen Akupunktur, ist aber nicht unumstritten. Seine Übersetzungen einiger Akupunkturklassiker sind mehr als fragwürdig, und es scheint, dass er weder – entgegen seiner ohnehin sehr widersprüchlichen Äußerungen über seine Reisen, Anstellungen und Fertigkeiten – jemals in China an Patienten praktiziert noch die chinesischen Konzepte dieser Lehre tatsächlich verstanden hat. Sein Verdienst jedoch ist, dass durch ihn die Akupunktur in Europa bekannt geworden ist. Gänzlich unbekannt war sie zuvor zwar nicht: Der niederländische Chirurg Isaac Titsing hatte gegen Ende des 18. Jahrhunderts von Reisen für die Ostindiengesellschaft aus Asien die Übersetzung eines Akupunkturstandardwerks und eine Akupunkturpuppe mitgebracht – allerdings auch ein gefährliches Halbwissen und eine bedrohliche Experimentierfreude. In seinen Behandlungen, die er zurück in der Heimat durchführte, stach Titsing seinen Patienten auch schon mal mitten ins Herz, und er unternahm sehr schmerzhafte und erfolglose Versuche mit der Galvano-Akupunktur, einer Art Elektro-Akupunktur. Titsings Wirken trug nicht dazu bei, dass Akupunktur in Europa auf großes Interesse stieß, im Gegenteil. Das war viele Jahrzehnte später das Verdienst der Franzosen, die aufgrund ihrer Kolonien in Indochina mit der dortigen traditionellen Medizin in engeren Kontakt kamen und das Wissen darüber Anfang des 20. Jahrhunderts nach Europa brachten. 1939 erschien Morants mehrbändiges Werk über die Akupunktur und kam in Frankreich zu einer gewissen Verbreitung und Akzeptanz. In Deutschland entwickelte sich die Akupunktur in den 1950er und 1960er Jahren zunächst sehr langsam. Zu exotisch war die asiatische Methode und vielleicht auch zu östlich für ein Land, das in den Wirtschaftswunderjahren weit nach Westen schaute – über den Atlantik und nicht nach Fernost. Damals gab es nur knapp hundert Ärzte, die in Deutschland Akupunktur praktizierten. Erst als US-Präsident Nixon 1972 die Volksrepublik China besuchte, die nach der Kulturrevolution gerade begann, sich wieder zu öffnen – es war der erste Staatsbesuch eines amerikanischen Präsidenten in China –, nahm mit dem Interesse an dem asiatischen Riesenland auch das an der Akupunktur deutlich zu. Zumal es jetzt auch erst wieder möglich wurde, sich mit chinesischen Ärzten auszutauschen. Ende der 1970er Jahre gründeten sich weitere Akupunkturfachgesellschaften in Deutschland. Es wurde vermehrt ausgebildet, die Zahl der Akupunkteure stieg auf einige Tausend. An manchen Universitäten, wie etwa in Gießen oder Heidelberg, wurden sogar Akupunkturambulanzen eingerichtet. Die ersten Forschungsergebnisse, die von dort kamen, lösten natürlich eine rege, kontroverse Diskussion aus. Was nicht von der Hand zu weisen war: dass Akupunktur, vor allem im Bereich der Schmerztherapie, wirkte. Viele Schmerzkliniken integrierten die asiatische Methode in ihr Therapiespektrum, was aber nicht verhinderte, dass man sie weiterhin mit großer Skepsis betrachtete und ihre Wirkung häufig ausschließlich einem reinen Placebo-Effekt zuschrieb. Verschiedene klinische Studien an Patienten mit chronischen Schmerzen hatten ergeben, dass sich zwar in 55 bis 85 Prozent der Fälle das Krankheitsbild besserte, sofern echte Akupunkturpunkte genadelt wurden, aber die Behandlung an Placebo-Punkten immerhin noch die beachtliche Erfolgsquote von 33 bis 50 Prozent lieferte. Andere Placebo-Methoden – bei denen etwa Nadeln nur auf die Haut gedrückt, jedoch nicht eingestochen werden – wirkten sogar noch bei 30 bis 35 Prozent der Patienten schmerzlindernd. Für die Skeptiker, und ich nahm mich da gar nicht aus, bewiesen Studien wie diese vor allem eines: dass ein großer Teil der Akupunktur auf reiner Suggestivwirkung beruht und die Akupunkturpunkte, um die die Chinesen so ein großes Brimborium machen, überhaupt nicht spezifisch sind. Schließlich schien es so, als könne man sonstwohin stechen und aus irgendwelchen Gründen dabei einen Effekt erreichen.

Trotzdem hatte ich mich im Zuge meines Weiterbildungsdranges schon einmal näher für Akupunktur interessiert und mir im September 1987 für 138 DM das Buch »Atlas und Praxis der Ohr-Akupunktur« von Hok-Gan und Erika Jap gekauft und mich auch intensiv damit auseinandergesetzt. Aber ich fand keinen Zugang zu dem Thema. Auf den Abbildungen wurden Nadeln verwendet, die an Stopfnadeln erinnerten, so dick waren sie. Es sah sehr martialisch aus, wie diese Nadeln in den Ohren steckten, auf manchen Bildern floss sogar Blut. Sanfte Medizin, so befand ich, sieht anders aus. Eine solche Tortur wollte ich meinen Patienten auf keinen Fall antun. Ich hatte das Buch damals schnell wieder beiseitegelegt. Aber wo war es jetzt eigentlich, fragte ich mich, während Bernd ununterbrochen weiter redete.

»Es ist kaum zu glauben«, hörte ich ihn fassungslos berichten, »da rennen Leute ein Leben lang durch die Gegend mit irgendwelchen exotischen Krankheiten und dann sticht denen einer ein paar Nadeln und die Symptome sind einfach weg!«

Ich musste schmunzeln, mein Freund schwärmte von dieser asiatischen Methode wie ein kleiner Junge, der zum ersten Mal auf einer Baustelle einen Bagger bei der Arbeit beobachtet hatte. Doch ich tat nicht einfach als eigenartige Schwärmerei ab, was ich hörte, sondern begann, darüber nachzudenken. Mir kamen die chronisch kranken Patienten in den Sinn, die ich betreue und die ähnliche Facharzt- und Fachklinikodysseen hinter sich hatten wie die, von denen in der Akupunktur-Vorlesung laut Bernd berichtet wurde. Diese Menschen geben irgendwann die Hoffnung auf und stehen dann nicht selten vor zusätzlichen Problemen: Wie oft zerbrechen Ehen an solchen Krankheiten, weil der Partner der Situation nicht mehr gewachsen ist, wie oft ist auch der Job weg, hat sich das gesamte psychosoziale Umfeld gewandelt. Die Menschen, die ohnehin schon genug unter der

Krankheit leiden, geraten in einen furchtbaren Teufelskreis. Bei allem persönlichen Engagement, das ich in meine Tätigkeit als Landarzt legte: Diesen Patienten konnte ich im Rahmen der kassenärztlichen Möglichkeiten und Zeitvorgaben nicht gerecht werden. Aber vielleicht, so dachte ich jetzt, könnte ich ihnen mit Akupunktur helfen. Und nicht nur ihnen.

»Weißt du, Günter, was mir während der Vorlesung klar geworden ist?«, sagte Bernd und die kindliche Begeisterung war einer erwachsenen Ernsthaftigkeit gewichen, »das Problem liegt nicht bei den Patienten, sondern bei uns Ärzten. Wir glauben, dass es nur eine Medizin gibt. Aber wenn wir unseren Patienten mitteilen müssen, dass sie austherapiert sind oder dass keine Therapien mehr möglich sind, zeigen wir nur unsere eigene Beschränktheit auf. Die wenigsten von uns gestehen sich oder ihren Patienten das ein.«

Ich fühlte mich irgendwie ertappt. Mein fast manischer Drang, eine Ausbildung nach der anderen zu machen, um meinen Patienten so viel wie möglich bieten zu können, und dann der Gerätepark, den ich angeschafft hatte – war dies beides nicht auch ein verzweifeltes Zeichen, erwachsen aus dem tiefen Bedürfnis, wirklich allen und jedem zu helfen, wohl wissend, irgendwann an die Grenzen stoßen zu müssen? Wenn Akupunktur bei so vielen Krankheiten helfen soll – wäre das nicht die Lösung? Zudem reizte mich die Vorstellung, Menschen behandeln zu können, ohne chemische Präparate einsetzen und riskante Operationen durchführen zu müssen. Ich war schon immer großer Verfechter einer sanften Medizin. Bei den Apothekern im Ort war ich bereits bekannt dafür, dass ich immer nach neuen Naturpräparaten fragte. Gab es Alternativen zu den chemischen Produkten und war erwiesen, dass diese keine Nebenwirkungen hatten, habe ich sie eingesetzt. Die Apotheker fanden das natürlich nicht so lustig, verdienten sie doch an den verschreibungspflichtigen chemischen Präparaten mehr.

KAUM HATTE ICH mich von Bernd verabschiedet und den Telefonhörer auf die Gabel gelegt, da war mein Entschluss schon gefasst. Ich wollte mich in Akupunktur ausbilden lassen. Ich sondierte das Angebot an Kursen und Workshops in Deutschland und fand nur Wochenendkurse der Deutschen Ärztegesellschaft für Akupunktur (DÄGfA), die sich über einen längeren Zeitraum hinstreckten. Das wäre neben der Arbeit in der Praxis zwar machbar gewesen. Aber ich war doch realistisch genug, zu sehen, dass ich nach einer 80-Stunden-Arbeitswoche vielleicht nicht ganz so aufnahmefähig sein würde und ich zudem von einem Wochenendkurs zum nächsten sicher schon wieder die Hälfte vergessen hätte. Ich wollte es richtig machen.

Die Anzeige mit den chinesischen Schriftzeichen fiel mir sofort ins Auge. Ein Veranstalter namens CIST warb damit im Ärzteblatt für einen Akupunktur-Anfängerkurs in China. Nicht irgendwo in China, sondern am Acupuncture Institute of China Academy of Traditional Chinese Medicine in Peking, einem der namhaftesten Institute für Traditionelle Chinesische Medizin (TCM) überhaupt: Der Chef der Akademie war gleichzeitig der Chef des Weltverbandes für TCM. Ich setzte mich sofort mit dem Veranstalter in Verbindung. Der saß in Nürnberg und organisierte erst seit wenigen Monaten Ärzte-Reisen. Zuvor hatte er vor allem Sportler nach China gebracht. Die Abkürzung CIST stand für China International Sports Travel. Ich amüsierte mich ein wenig darüber, fand mich aber sowohl sportlich wie abenteuerlustig genug, die Reise zu buchen. Der Kurs ging über drei Wochen und begann direkt nach Weihnachten. Das kam mir sehr gelegen. Über die Feiertage hatte die Praxis ohnehin immer geschlossen, so würden mich meine Patienten nicht so lange entbehren müssen. Für die restliche Zeit sorgte ich für Vertretung. In vier Monaten schon sollte es losgehen.

Aber ich wollte nicht allein nach China fliegen. Ich hatte großen Respekt vor dem exotischen Land und wollte in der Fremde gern einen vertrauten Menschen dabei haben. Mein Vater konnte mich leider nicht begleiten. Also fragte ich meinen Freund Manfred. Der zeigte gleich Interesse, fand die Vorstellung aber nicht sehr verlockend, allein durch Peking zu laufen, während ich in meinen Kursen saß. Also hörte er sich in seinem Bekanntenkreis um und holte noch drei weitere Mitreisende ins Boot. Ein Ehepaar, zumindest die Frau kannte ich schon, sie war Patientin in meiner Praxis. Hinzu kam noch Sabine, eine blonde Zwanzigjährige, die Manfred, wie er mir berichtete, nur mit Hilfe von einigen Gläsern Rotwein zur Mitreise hatte überreden können.

Auf dem Flug saß Sabine neben mir. Vor der Reise sind wir uns nur einmal begegnet, Manfred hatte einen Kennenlernabend in seiner Wohnung organisiert – für alle Chinareisenden und Anhang. Sabine war mit ihrem Freund da, ich mit meiner zweiten Frau. Während des ganzen Abends ergab es sich nicht, dass wir ein paar Worte miteinander wechselten – was ich allerdings nicht sonderlich bedauerte: Ich brauchte nur einen kurzen Blick, um zu ahnen, dass ich und dieses Mädchen sich nicht viel zu sagen haben dürften. Auf dem Flug ging es natürlich nicht ganz ohne Worte. Es sei das erste Mal, dass sie so weit von zu Hause wegfliege, sagte sie. Und dass sie nie gedacht hätte, mal in China Urlaub zu machen, vor allem im Winter. Der Mann, der zwei Sitze weiter saß, hatte mitgehört: »Oh, wenn Sie das erste Mal nach China fliegen, sollten Sie sich auf einiges gefasst machen!« Der Mann war sehr kräftig, kam, wie unschwer zu hören war, aus Bayern und hieß, wie er schnell kundtat, auch noch Alois.

Sabine wurde hellhörig. »Worauf soll ich mich denn gefasst machen?«

»Zum Beispiel auf die Essgewohnheiten!«

Sabine winkte ab. Dass sie dort Hunde und Katzen essen, hätte sie schon gehört, und sie werde alle Vorsicht walten lassen, dass ihr die bloß nicht auf den Teller kommen.

»Pah«, machte Alois, »Hunde und Katzen sind ja noch gar nichts! In China isst man auch Affenhirn! Da wird kleinen Affen bei lebendigem Leib der Kopf aufgesägt und dann das Hirn ausgelöffelt.« Alois nahm den Plastiklöffel von dem Bordbesteck und schwenkte ihn mit kleinen kurzen Bewegungen in der Luft, als bearbeitete er damit einen imaginären Eisbecher.

Manfred, der direkt neben Alois saß, verzog angewidert das Gesicht. Sabine wurde blass und rang entrüstet nach Luft. Sie wolle sofort wieder nach Hause, stieß sie hervor. Gleich nach unserer Ankunft in Peking werde sie sich erkundigen, wie sie auf dem schnellsten Weg wieder nach Hannover kommen könnte. In so einem Land wollte sie auf keinen Fall Urlaub machen!

Ich schaute Manfred an, der zuckte mit den Achseln, worauf ich nur entnervt mit den Augen rollte. Hätte Manfred den Wein, den er brauchte, um Sabine zum Mitfahren zu überzeugen, doch nur allein getrunken! Ich kramte nach meinem Walkman und setzte mir die Kopfhörer auf. Das Gejammer wollte ich mir nicht weiter anhören. Und so begab ich mich in eine wohltuende innere Immigration und döste bald darauf ein.

DAS BRINGT MICH auf die Idee. Jetzt, da zwar keine hysterische Blondine nervt, dafür aber die Klarinette des Nachbarn, könnte der Walkman vielleicht wieder hilfreiche Dienste leisten. Es liegt noch immer die Kassette von Gianna Nannini drin, der italienischen Popröhre. Ich drücke auf Play und schiebe mir noch ein paar weitere italienische Kirschpralinen in den Mund. Irgendwie ist mir in dem Moment Italien näher als China. Keine Frage: Ich bin noch lange nicht angekommen im Reich der Mitte.

# 2 Der Anfang

DIE TRADITIONELLE CHINESISCHE Medizin ist in etwa so alt wie China selbst. Das »Huang Di Nei Jing«, des »Gelben Kaisers Klassiker der Akupunktur«, wurde rund 300 Jahre vor Christi Geburt geschrieben und ist wohl das älteste medizinische Buch überhaupt. Verfasst ist es in Dialogform, der Kaiser stellt Fragen, seine Ärzte antworten. Es ist gleichsam die Bibel der chinesischen Medizin, oder besser: die Tora, denn wie diese wurde jene über die Jahrhunderte immer weiter interpretiert, kommentiert, damit gearbeitet. Ihren Höhepunkt erlebte die TCM zur Zeit der Ming-Dynastie, die im Jahr 1368 die mongolische Fremdherrschaft der Yuan-Dynastie ablöste und bis 1644 im Kaiserreich China herrschte. In dieser Epoche wurden die Akupunkturpunkte und die Meridiane, also die Leitbahnen, auf denen diese liegen, systematisiert. Auch schrieb der Kräuterheilkundler Li Shizhen Mitte des 16. Jahrhunderts vierzig Jahre lang an seinem berühmten »Bencao Gangmu«, »Grundzüge der Wurzeln und Kräuter«. In 52 Schriftrollen werden hier 1.892 Arzneien und 11.096 Rezepturen beschrieben. Sein Werk gilt heute als »Schatzhaus der chinesischen Medizin«.

Ab dem 19. Jahrhundert verlor das Wissen der Traditionellen Chinesischen Medizin in seiner Heimat zunehmend an Bedeutung: Bei Alltagsleiden war die TCM zwar erfolgreich, gegen große Epidemien konnte sie jedoch genauso wenig ausrichten wie in Fällen, wo nur ein chirurgischer Eingriff nützt. Als dann im Westen die Schulmedizin immer mehr Fortschritte machte und deren Erkenntnisse nach dem ersten und zweiten Opiumkrieg Mitte des 19. Jahrhunderts nach China gelangten, fielen sie auch dort auf fruchtbaren Boden. In den Städten wollten sich immer mehr Menschen nach den importierten westlichen Methoden behandeln lassen. Das uralte Wissen der chinesischen Medizin geriet aus der Mode, insbesondere nachdem der letzte Kaiser von China am 12. Februar 1912 abgedankt hatte und die neue Republik in Richtung Moderne aufbrach. Als im Mai 1919 Pekinger Studenten und Intellektuelle auf dem Platz des Himmlischen Friedens – seit je der Ort, an dem sich die Chinesen versammeln, wenn ihnen etwas nicht passt – demonstrierten, riefen sie nicht nur nach Demokratie, Gleichheit und Freiheit, sondern forderten auch eine Wissenschaft nach westlichem Muster. Es gab sogar Überlegungen, die Anwendung der traditionellen Diagnose- und Therapie-Verfahren zu verbieten, weil sie dem Fortschritt im Weg standen. Der Marxist T'an Chuang brachte die Stimmung 1941 auf den Punkt: »Die Traditionelle Chinesische Medizin ist ein jahrtausendealter Misthaufen.« So geriet die TCM ins Abseits, das Wissen der alten Meister drohte, verloren zu gehen.

Doch es kam eine Wende: Unter Mao Zedong (1893–1976), der 1949 die Volksrepublik China ausrief und sich als deren Staatschef einsetzte, wurde die Traditionelle Chinesische Medizin auf einmal sogar gefördert und erlebte schließlich einen neuen Boom. Wenn man so will, ist Mao sogar der Begründer der Traditionellen Chinesischen Medizin, denn vor ihm wurde dieser Begriff gar nicht verwendet. Der Grund für die Wiederbelebung der alten Methoden war weniger die intendierte Rettung eines Kulturgutes, das verloren zu gehen droht – das war, wie die Geschichte zeigte, nicht die Motivation von Maos Politik, eher im Gegenteil –, sondern ein ganz pragmatischer: Die

TCM war nämlich ideal dafür geeignet, die ländliche Bevölkerung des riesigen Reiches ärztlich zu versorgen, ohne große Kosten zu verursachen. Waren die Mittel der TCM, wie Kräuter und Nadeln, doch weit günstiger als die teuren Geräte und Medikamente der westlichen Schulmedizin. Außerdem war das Wissen über Akupunktur und Kräuterheilkunde auf dem Land noch sehr viel verbreiteter und die Akzeptanz ohnehin sehr groß. »Die chinesische Medizin ist ein großartiges Schatzhaus«, verkündete Mao 1958 öffentlich, »Anstrengungen sollten unternommen werden, es freizulegen und in seinem Standard zu erhöhen!« Praktisch sah das so aus: In Kurzlehrgängen von in der Regel sechs Monaten ließ man junge Ärzte ausbilden, schwerpunktmäßig in TCM, und schickte sie aufs Land. »Barfußärzte« nannte man sie bald – weil sie nicht selten mit den Bauern zusammen barfuß auf den Reisfeldern arbeiteten. Gleichzeitig wurden in den Städten neue Hochschulen für die chinesische Medizin gegründet, »Institute zur Verbesserung ihres Standards«. Hier konzentrierte man sich darauf, das Wissen der traditionellen chinesischen Medizin zu systematisieren, unter anderem mit dem Ziel, sie mit dem westlichen schulmedizinischen Ansatz zu kombinieren. Keine Frage, natürlich wurde die TCM unter Mao politisiert, instrumentalisiert und das Wissen nur soweit bewahrt und weitergegeben, wie es nützlich war. Die spirituellen und philosophischen Aspekte lehnte man konsequent ab, sie wurden weder berücksichtigt noch vermittelt. Nach dem Ende Maos kam es zu einer Öffnung. Seit den 1980er Jahren bemühen sich viele Schulen in China, auf der Basis der tatsächlichen Traditionellen Chinesischen Medizin – nicht auf der abgespeckten Mao-Variante – zu forschen, zu arbeiten und zu lehren. Seither werden auch die historischen und philosophischen Aspekte einbezogen und der ursprünglich ganzheitliche Ansatz verfolgt.

Eines dieser Institute ist die *China Academy of Chinese Medical Sciences*, gegründet im Dezember 1955. Sie untersteht unmittelbar der *State Administration for TCM*, dem Gesundheitsministerium für TCM der Volksrepublik China. Seit August 1983 wird diese Akademie von der Weltgesundheitsorganisation WHO hinsichtlich Ausbildung und Forschung gefördert. Mehr als 4.300 Beschäftigte arbeiten hier, davon über dreitausend in der Forschung, rund achthundert sind Professoren oder Lehrkräfte mit vergleichbarer Qualifikation. Die Akademie ist damit die wichtigste Ausbildungs- und Forschungsstätte für Traditionelle Chinesische Medizin in China – und für die kommenden drei Wochen meine Schule.

EINE WEITLÄUFIGE ANLAGE bildet den Campus, gebaut in einer Architektur, wie sie typisch ist für sozialistische Gebäude aus den 1950er Jahren: ungemütlich, kühl und hier und da stark übertrieben in den Dimensionen. An den Häusern hat die Zeit genagt und an vielen Stellen den Putz abgekratzt. Auf den Wegen zwischen den Gebäuden ragen gewaltige Berge von Briketts auf. In der Luft liegt der unverkennbare Geruch verbrannter Kohle. Der Geruch, der mir im Inneren des Gebäudes entgegenströmt, in das wir geführt werden, ist mir hingegen nicht so geläufig, aber auch nicht unbekannt. Was ist das? »Beifuss«, klärt mich einer meiner Kurs-Kollegen auf, »wegen der Moxibustion«. Moxibustion, so viel wusste ich schon, ist ein Verfahren, bei dem der Arzt die Akupunkturpunkte durch Wärme reizt. Dabei zündet er kleine Kegel aus getrocknetem Beifußkraut oder aus dem Kraut gedrehte Moxa-Zigarren an und verbrennt sie knapp über oder auch direkt auf der Haut des zu behandelnden Patienten. In Europa ist die Moxibustion noch nicht so bekannt, in China wird ihr hingegen zum Teil sogar mehr zugetraut als der Akupunktur: »Was man mit der Nadel nicht erreicht«, so besagt ein Sprichwort, »die Moxen schaffen es.« In der Traditionellen Chinesischen Medizin gehören Akupunktur und Moxibustion untrennbar zusammen. Das Institut, in dem wir uns gerade bewegen, heißt schließlich auch *Institute for Acupuncture and Moxibustion*.

Die Tage unserer Ausbildung strukturieren sich wie folgt: Morgens von 8 bis 12 Uhr sollen wir in verschiedenen Ambulanzen und bei verschiedenen Ausbildern Erfahrungen sammeln, nachmittags dann im theoretischen Unterricht die Grundlagen lernen. Unser erster Tag beginnt also mit der Praxis, obwohl uns noch keine Kenntnisse der Theorie vermittelt wurden. Wir bekommen weiße Kittel ausgehändigt, ziehen sie über und sehen damit zumindest schon mal ein wenig professionell aus. Auf der linken Brusttasche ist ein Aufdruck auf Chinesisch. Keiner von uns kann ihn lesen. Wir feixen. Was das wohl heißt? »Vorsicht, Anfänger!«? »Achtung, Langnasen in Hospitanz!«? Doch natürlich ist es nur der Name des Instituts, wie uns unser Dolmetscher aufklärt – ein junger, freundlicher Chinese, der auch Arzt ist, und zwar Schulmediziner wie wir.

Zunächst einmal werden wir durch das Gebäude geführt. Wie in europäischen Krankenhäusern auch, untergliedert sich das Institut in verschiedene Stationen, wie Innere, Gynäkologie oder Onkologie. Doch die einzelnen Abteilungen sind jeweils winzige Räume. Darin stehen dicht an dicht ein paar Pritschen, auf denen die Patienten liegen, nackt bis auf die Unterwäsche. Die Laken sehen aus, als würden sie keineswegs regelmäßig gewechselt, Spuren diverser Körperflüssigkeiten zeichnen sich ab. Ohnehin ist alles recht einfach. An der Wand zum Beispiel eine improvisierte Mischbatterie: eine Plastikflasche, die quer unter zwei Wasserhähnen angebracht ist, mit zwei eingeschnittenen Löchern für die Hähne auf der Ober- und einem Loch in der Mitte der Unterseite, welches warmes und kaltes Wasser in einen Strahl bündelt.

In einem dieser Räume treffen wir auf Professor Zheng Kui-Shan, unseren Lehrer. Professor Zheng ist eine Koryphäe auf dem Gebiet der Akupunktur. Er gehört zu den letzten hundert

Ärzten, die noch bei den alten Meistern in die Lehre gegangen waren: in der schwierigen Zeit zwischen dem Abtritt des Kaisers und der Machtergreifung Maos, als das Wissen über die alten chinesischen Heilmethoden im Fortschrittswahn dieser Jahre fast verloren gegangen wäre – hätten sich nicht Menschen wie er dafür interessiert, es erworben und so in unsere Zeit gerettet. Heute ist es Professor Zheng, der sein Können und seine Fertigkeiten weitergibt, so wie sein Lehrer damals an ihn. Ich hatte schon einiges über Professor Zheng gehört und war sehr gespannt, ihn endlich kennenzulernen.

NUN STEHT ER also vor uns – ein kleines, dünnes Männlein unbestimmbaren, aber sicherlich sehr hohen Alters, mit einem von zahlreichen feinen Falten durchzogenen Gesicht und sehr wachen, schelmisch funkelnden Augen. Ich muss an einen dieser Hollywood-Filme denken, in denen der Held nach einer längeren Suche nach irgendwas Bestimmten schließlich in einem schummrigen, verstaubten Lädchen – einem Buchladen vielleicht oder einem Antiquitätengeschäft – auf einen uralten, winzigen Chinesen trifft, der den Fremden amüsiert mustert, vielleicht ein bisschen dabei kichert, dann aus einer mystischen Truhe irgendetwas Geheimnisvolles herausholt und ihm feierlich überreicht, was den anderen wiederum sehr überrascht. Für eine solche Rolle, eine Figur, die sowohl über Weisheit wie Witz verfügt, wäre mein neuer Lehrer eine ideale Besetzung. Und auch Professor Zheng holt jetzt etwas heraus, was uns alle überrascht: Er zündet sich eine Zigarette an, mitten in seinem Behandlungszimmer. Erst denke ich, es ist eine dieser kleinen Beifuss-Zigarren für die Moxibustion. Aber nein, es ist tatsächlich Tabak, selbstgedreht, ohne Filter. Hastig nimmt er einen Zug nach dem anderen, dann wirft er den Stummel einfach achtlos hinter sich auf den Boden – zu den vielen anderen.

An unserem ersten Tag sollen wir nur hospitieren. Also schauen wir zu, wie Professor Zheng Kranke empfängt und Diagnosen stellt. Dabei sitzt der Patient ihm gegenüber und legt seinen Arm auf einem kleinen Mullsäckchen auf der Tischplatte ab. Der Professor hält in der linken Hand wieder eine Zigarette, während die rechte den Puls des Patienten sucht. Eine ganze Weile tastet er konzentriert an dem Handgelenk herum. Erst vermute ich, dass er den Puls wohl nicht findet, so oft, wie er die Position seiner Finger wechselt. Doch dann klärt er uns auf: In der Traditionellen Chinesischen Medizin wird nämlich nicht wie bei uns lediglich die Frequenz des Pulses gemessen. Die Chinesen kennen wesentlich mehr Pulse als die westlichen Mediziner. An jedem Handgelenk wird an drei hintereinander liegenden Stellen getastet, denen verschiedene Organe zugeordnet sind. So tastet man an der rechten Hand Lunge, Milz und Niere und an der linken Herz, Leber und Niere.

Für mich hatte der Puls bislang immer nur mit einem Organ zu tun gehabt: mit dem Herzen, wo das Blut, das durch die Adern fließt, schließlich gepumpt wird. Ist der Puls zum Beispiel unregelmäßig, weist das auf Herzrhythmusstörungen hin. Ist der Puls schnell, hoch und hart, spricht man von einem »Wasserhammerpuls«, welcher wiederum eine Aortenklappeninsuffizienz zur Ursache haben kann, das heißt: Die Aortenklappe des Herzens schließt nicht gut genug, was zu einem Rückfluss von Blut aus der Aorta in die linke Herzkammer führt. Auch kann man sagen, dass ein generell niedriger Puls das Herz schont und das Leben verlängert, während ein sehr hoher dazu führt, dass das Herz schneller verschleißt und anfälliger ist für Herz-Kreislauf-Erkrankungen. Es war also immer das Herz, über das der Puls Auskunft gab, kein anderes Organ. Die Vorstellung, über das Handgelenk nun auch Informationen über die Lunge oder die Niere zu erhalten, ist für mich mehr als ungewohnt.

Doch nicht genug damit, dass bei der chinesischen Pulsdiagnostik an insgesamt sechs Stellen getastet wird: Die Art des Pulses wird zudem in zwei Tiefen ermittelt. Erfasst werden dabei Frequenz, Volumen, Breite, Kraft, Länge, Rhythmus und Form der Pulse. Nicht weniger als 336 Informationen lassen sich auf diesem Weg gewinnen. Insgesamt 28 verschiedene Pulstypen werden unterschieden. Ein oberflächlicher Puls – *fu-mai* – zum Beispiel ist, wie der Name schon sagt, auf der oberflächlichen Ebene klar zu tasten, jedoch weniger auf der mittleren und tiefen Ebene. Bei starker Erkältung kommt er vor: An der Oberfläche des Körpers versuchen Keime in den Körper zu gelangen und das spiegelt der Puls wieder. Ein leerer Puls – *xu-mai* – fühlt sich hingegen schwach und weich an, wie ein Luftballon, aus dem schon die halbe Luft entwichen ist. Der schlüpfrige Puls – *hua-mai* – wird in der klassischen Literatur beschrieben wie »Perlen in einem Porzellanbecken«, während der raue Puls – *se-mai* –, sein Gegenstück, an eine »kranke Seidenraupe, die ein Maulbeerblatt frisst« erinnert. Ein drahtiger Puls – *jin-mai* – fühlt sich an wie eine fest gespannte Gitarrenseite. Und dann gäbe es da noch den knotigen Puls, den jagenden Puls, den intermittierenden Puls, den überflutenden Puls, den verschwindenden Puls, den zerfließenden Puls, den Trommelpuls, den hohlen Puls … Mir schwirrt der Kopf. Als westlicher Schulmediziner kann man schon froh sein, wenn man überhaupt irgendeinen Puls findet. Wie will man aus einer pochenden Ader nur so viel herausfühlen können? Es erscheint mir unmöglich. Und was die Sache zusätzlich erschwert: Die 28 verschiedenen Pulse kommen selten in ihrer reinen Form vor, sondern treten oft in Kombination auf. Um eine sichere Diagnose zu erstellen, so macht Professor Zhang klar, sollte man in seinem Leben mindestens zehntausend Pulsuntersuchungen durchgeführt haben. Ich überschlage im Kopf: Bei fünf Untersuchungen am Tag und zweihundert Arbeitstagen im Jahr wäre man also in zehn Jahren so weit. Was kann ich eigentlich in drei Wochen hier lernen?

Die Pulsdiagnostik wurde zwischen dem 2. und 8. Jahrhundert unserer Zeitrechnung entwickelt, höre ich den Übersetzer sagen. Die Anfänge reichen aber wohl schon über 2.700 Jahre zurück. Früher gab es Ärzte, die ausschließlich auf Pulsdiagnostik spezialisiert waren und gar nichts anderes gemacht haben. Das wundert mich nicht, erscheint mir doch diese Art der Diagnostik ausreichend kompliziert genug, um sich ein Leben lang damit beschäftigen zu können – vermutlich sogar, ohne sich dabei jemals zu langweilen. Eine wahre Kunst ist sie, die man sicher nur schwer lernen kann und die ein hohes Maß an Feinfühligkeit und Wissen voraussetzt. Ich bezweifle, dass sich mir diese Kunst je erschließt.

PROFESSOR ZHENG SCHAUT sich die Zunge des Patienten an. Das ist zunächst auch kein ungewöhnlicher Anblick für einen westlichen Mediziner, bitten wir den Patienten doch auch häufiger einmal, »Ahhh« zu sagen. Nur gilt unsere Aufmerksamkeit dann nicht der Zunge selbst, sondern dem Rachenraum und den Mandeln dahinter, um Entzündungen zu untersuchen. Damit wir freie Sicht darauf haben, drücken wir die Zunge mit einem Spatel herunter. Anders hier in China: Da wird die Zunge selbst ganz genau angeschaut. Denn auf ihr sind – wie in der Handfläche, auf den Fußsohlen und in der Ohrmuschel – sämtliche Organe des Menschen abgebildet. Oben, an der Zungenspitze, sitzt das Herz, dicht dahinter die Lunge. Unten am Zungengrund befinden sich die Nieren, davor Blase und Darm. Die Zungenränder an der Seite werden der Leber – rechte Seite – und der Gallenblase – linke Seite – zugeordnet. Die Mitte steht für Milz und Magen. Kleine Risse an der Zungenspitze können also auf Probleme mit dem Herzen zurückzuführen sein, Verfärbungen auf der Zungenmitte mit Problemen des Magens. Das alles erklärt uns unser Lehrer und erzählt dann, wie er genau vorgeht.

Zunächst schaut er sich die Zunge als Ganzes an. Aus der Form, der Farbe und der Beweglichkeit schließt er auf die Grundkonstitution des Patienten und auf den Zustand seiner Organe. Die Farben reichen von hellrot über dunkelrot bis lila und schwärzlich. Je dunkler die Schattierung, desto stärker der Hinweis, dass etwas in den Körper eingedrungen ist, das ihn krank macht oder schwächt. Dann wird der Zungenbelag genauer betrachtet. Dieser ist an die Aktivität der Milz gekoppelt, weshalb Rückschlüsse auf die Verdauung besonders gut möglich sind. Sogar Krankheiten, die sich gerade erst anbahnen, könne der Arzt sehr früh erkennen und dann relativ schnell eingreifen, um Schlimmeres zu verhindern. Mich fasziniert natürlich, was die Zunge alles verrät, aber es erschüttert nicht mein Weltbild: Die Zunge ist über vier Nerven sowohl mit dem Gehirn als auch mit inneren Organen verbunden, warum sollte es da nicht auch einen Informationsaustausch geben? Dass diese Informationen nicht so leicht zu deuten sind, wundert mich auch nicht mehr. Fünfzehn- bis zwanzigtausend Zungen sollte ein Arzt gesehen und analysiert haben, bevor seine Diagnose wirklich stichhaltig sein kann. Ich erspare es mir diesmal, auszurechnen, wie viele Jahre das sind.

Doch mit der Untersuchung von Puls und Zunge ist die Diagnose noch nicht getan. Professor Zheng schaut auch kurz in das Ohr und stellt dem Patienten ein paar Fragen. Weitere Körperberührungen bis auf die des Handgelenks, um den Puls zu tasten, werden nicht vorgenommen. Dann stellt er seine Diagnose. Und ich traue meinen Ohren kaum. »Trüber Schleim verwirrt den Kopf« lautet sie. Beim nächsten Patienten wird er sagen: »Leberwind bewegt sich im Inneren.« Und bei dem darauf: »Leberfeuer greift die Lunge an.« Die Übersetzung des Dolmetschers ist für mich nicht viel informativer als die Ausführungen des Lehrers auf Chinesisch. Ich verstehe rein gar nichts.

Der Patient hat sich derweil bis auf die Unterwäsche ausgezogen und auf eine der dicht an dicht stehenden Pritschen gelegt.

Nun wird es spannend. Professor Zheng hat eine kleine Blechdose mit Nadeln in der Hand, nimmt eine davon zwischen Daumen und Zeigefinger und visiert den ersten Punkt an. Bevor er die Nadel in die Haut des Patienten sticht, dreht er sich zu uns um und erklärt etwas auf Chinesisch.

»Niere 16«, raunt jemand hinter mir, noch bevor der Dolmetscher überhaupt übersetzen kann. Ein anderer nickt bestätigend. Ich drehe mich zu meinen Kommilitonen um und treffe in ihren Gesichtern auf den triumphierenden Blick von Schülern, die ihre Hausarbeiten gemacht haben. Sie sind offenbar gut vorbereitet, haben vermutlich sämtliche Lehrbücher studiert und vielleicht auch schon selbst Patienten genadelt. Ich fühle mich umso mehr wie der absolute Anfänger, der von nichts eine Ahnung hat. Ich muss an mein erstes Semester in Medizin denken. Damals war es ähnlich: Alle anderen hatten schon ein paar Fachbegriffe drauf, während ich mich fragte, wovon sie eigentlich reden. Ich hatte im Vorfeld einfach keine Zeit gehabt, mich in die Thematik einzuarbeiten.

Professor Zheng sticht nun die Nadel in den Punkt. Zielsicher, ohne zu zögern, routiniert. Die Nadel steckt, der Patient verzieht keine Miene. »Olé«, sagt der chinesische Professor und grinst in die Runde.

ICH BIN MIT Manfred und den anderen im Zentrum von Peking verabredet. Der Fahrer der Akademie, der mich schon am Morgen vom Hotel abgeholt hat, bringt mich hin. Unser Weg führt durch diese riesige Stadt, die mir vorkommt wie eine Filmkulisse, unwirklich, bizarr, fremd. Wie schon am Tag zuvor staune ich über die Massen an Fahrrädern. Für die Fahrradfahrer wurden ganze Straßen angelegt, wie Autobahnen so breit. Darauf herrscht ein Gedränge, als wäre ganz Peking auf einmal auf den Rädern – und das bei unwirtlichen Außentemperaturen von minus zwanzig Grad, bei denen sich in Deutschland nur die Hartgesottensten auf den Sattel schwingen. Der Fahrer schaut in den Rückspiegel und unsere Blicke treffen sich. Er mustert mich kurz, dann sieht er wieder auf die Straße. Ich muss an mein Gespräch mit unserem Reiseleiter Andreas denken, das wir am Tag zuvor im Bus geführt haben. »Kannst du dir vorstellen, warum in der chinesischen Gesellschaft ein Busfahrer ein höheres Ansehen genießt als etwa ein Lehrer oder sogar ein Arzt?«, hatte er mich gefragt und mit dem Kopf in Richtung unseres Fahrers genickt. Ich zuckte die Achseln. Mir war das neu, und ich konnte mir keinen Reim darauf machen. Vielleicht weil der Kommunismus keine Unterschiede zwischen den Schichten macht und den Werktätigen neben, wenn nicht sogar über den Intellektuellen stellt? »Es geht um PS«, erklärt Andreas, »um die Technik, die man bewegt. Und unser Fahrer hat besonders großes Glück, weil er einen japanischen, supermodernen Bus lenkt und keine alte russische Möhre.« Nun gut, denke ich jetzt, in Deutschland könnte ich zumindest mit dem einen oder anderen medizinischen Hightechgerät kontern, davon habe ich einige in meiner Praxis stehen, und zusammengerechnet waren die bestimmt kaum billiger als dieser Bus. Aber hier in China, was hätte ich hier? Einen Satz Akupunkturnadeln und ein bisschen Beifuss. Keine Frage, wer da den anderen aussticht. Ich muss schmunzeln. Verkehrte Welt.

Der Fahrer hält. Wir sind da. Ich reibe mit dem Handrücken die beschlagene Scheibe frei, dann stockt mir der Atem. Ich habe mit meinen Bekannten am Tag zuvor ausgemacht, dass wir uns auf dem Platz des Himmlischen Friedens treffen. Wir dachten, das sei eine gute Idee: weil der Platz schön zentral liegt, weil Tian'anmen die einzige chinesische Vokabel ist, die wir alle kannten und einigermaßen korrekt aussprechen könnten, wenn wir nach dem Weg fragen müssten, und weil wir sonst von Peking auch nicht viel mehr kannten und alles andere sich sowieso hier befindet – der Kaiserpalast, das Mao-Mausoleum, die Große Halle des Volkes. Während ich aus dem Bus steige, wird mir jedoch klar: Es war überhaupt keine gute Idee. Der Platz ist, und das hätten wir eigentlich wissen müssen, gigantisch und unüberschaubar. Er soll sogar der größte befestigte Platz der Welt überhaupt sein, erfahre ich später. Fast vierzig Hektar misst er. Natürlich kann ich meine Freunde nicht erblicken und habe auch keine Ahnung, wo ich sie zuerst suchen soll. Außerdem ist es wahnsinnig kalt, ich bin zu spät und meine Freunde sind sicher sauer, wenn nicht gar schon erfroren.

Ich verschaffe mir grob eine Orientierung. Der Fahrer hat mich am Tor des Himmlischen Friedens herausgelassen und ich schaue direkt in Maos Gesicht: Sein Porträt – sechs Meter hoch und tonnenschwer – hängt seit 1949 über dem Tor und wird regelmäßig restauriert. Am 1. Oktober 1949 hat Mao hier vom Balkon die Volksrepublik ausgerufen, an deren Spitze er danach 27 Jahre stehen sollte. Hinter dem Tor liegt die Verbotene Stadt, gebaut von 1406 bis 1420, bis 1912 Sitz der Kaiser von China – eine gewaltige Anlage aus verschiedenen Palästen, Pavillons und Wohnhäusern mit insgesamt 9.999 Räumen. Mehr durften es nicht sein, denn nur dem Himmel ist es gestattet, einen Palast mit 10.000 Räumen zu besitzen. Der Kaiser, zwar Bindeglied zwischen Himmel und Erde, zwischen Kosmos und Irdischem, war doch nur »Himmelssohn« und musste sich auch architektonisch dem himmlischen Vater unterordnen.

Linkerhand von mir sehe ich die Große Halle des Volkes, 350 Meter lang, errichtet Ende der 1950er Jahre von zahlreichen, angeblich freiwilligen Helfern in nur zehnmonatiger Bauzeit und seitdem Repräsentationsgebäude der Regierung. Hier tagt der chinesische Volkskongress, hier werden große Feierlichkeiten begangen. Die Große Halle des Volkes entstand in der Zeit von Maos »Großen Sprung nach vorn«, jener Kampagne, durch welche der Rückstand zu den westlichen Industrieländern in kürzester Zeit aufgeholt und der Übergang zum Kommunismus so schnell wie möglich erreicht werden sollte. Tragischerweise ging der »Große Sprung nach vorn« gewaltig nach hinten los: Die wirtschaftliche Fehlsteuerung verursachte eine schwerwiegende Hungersnot, 15 bis 45 Millionen Menschen starben. Es heißt, in der Großen Halle des Volkes sei in den dramatischen Tagen dieser Hungersnot unermüdlich aufgetafelt worden, die Bonzen schoben sich die feinsten Leckerbissen zu, während das Volk schlimmsten Hunger litt.

Gegenüber der Halle, auf der anderen Seite des Platzes des Himmlischen Friedens, steht ein ebenfalls opulenter Bau, den sich das Museum der Geschichte Chinas und das Museum der Chinesischen Revolution teilen (2003 zum Chinesischen Nationalmuseum zusammengeführt). Und mir gegenüber, also am anderen Ende des Platzes, lässt sich in der Ferne das Mausoleum Mao Zedongs erahnen, das 1976 nach dessen Tod errichtet wurde und in dem seither sein mumifizierter Leichnam zu sehen ist – wächsern glänzend und umgeben von Plastikblumen. Ich vermute meine Freunde an dem Denkmal, das in der Mitte des Platzes thront, auf halbem Weg zum Mausoleum. Es ist das Denkmal für die Helden des Volkes im Kampf um die Befreiung, ein Obelisk, gut vierzig Meter hoch. Ich laufe zielstrebig darauf zu, um mich herum all die pompösen sozialistischen Gebäude, die von der Größe und Überlegenheit der kommunistischen Idee künden sollen, und unter meinen Füßen der Platz, der eine ganz andere, sehr viel weniger rühmliche Geschichte erzählt.

Es ist damals kaum ein Jahr her, dass die Ereignisse auf dem Platz des Himmlischen Friedens China ins Bewusstsein der Weltöffentlichkeit gezerrt haben. Im April 1989 versammelten sich hier Pekings Studenten, um den Tod Hu Yaobangs, des ehemaligen Generalsekretärs der KP Chinas, zu betrauern. In nur wenigen Tagen entwickelte sich aus der Massentrauer ein Massenprotest. Es wurden Forderungen laut – nach mehr Demokratie,

Pressefreiheit, überhaupt: Freiheit. Im Mai kamen bereits eine Million Menschen auf diesem Platz zusammen, der sein Fassungsvermögen bereits regelmäßig bei den Militärparaden an kommunistischen Feiertagen unter Beweis gestellt hatte, wenn die Regierung unter dem Jubel des Volkes ihre scharfen Geschütze auffährt und der Welt ihre Stärke demonstriert. Im Fall der friedlichen Proteste im Frühjahr 1989 reagierten die Machthaber schließlich ähnlich: Sie ließen die Panzer über den Platz rollen. Am 4. Juni 1989 fanden die monatelangen Proteste der chinesischen Demokratiebewegung, die sich mittlerweile über die ganze Stadt ausgedehnt hatten und lange kein Studentenphänomen mehr waren, ihr blutiges Ende. Nie zuvor in der jüngeren Geschichte hat eine Regierung ihre eigenen, friedlich demonstrierenden Bürger derart niedergemetzelt. Nach Schätzungen sollen zwischen 300 und 3.000 Menschen getötet worden sein, das Rote Kreuz geht von bis zu 2.700 aus. Die Bilder aus den Nachrichten sind mir noch in lebhafter Erinnerung: von den ersten friedlichen Sit-Ins und den vielen hoffnungsvollen Gesichtern der jungen Menschen; von den rollenden Panzern; von Verwundeten, die man eilig wegtrug, auf Parkbänken, die zu Tragen umfunktioniert wurden; von dem einen Mann, der sich ganz allein gegen einen Panzer stellt. Unglaublich, dass diese Ereignisse kaum ein Jahr her sind. Und unglaublich auch, dass ich nun über das glatte Pflaster laufe, über das vor wenigen Monaten noch Panzer rollten.

MEINE FREUNDE ERWARTEN mich tatsächlich an dem Denkmal. Manfred tritt von einem Bein auf das andere, vor Ungeduld, wegen der Kälte. Das Ehepaar reibt sich gegenseitig die Oberarme warm. Sabine wippt auf den Fußsohlen. Es ist bitterkalt. Sie scheinen dort schon eine Weile zu stehen, und dementsprechend vorwurfsvoll schauen sie mich an. Die Stimmung war definitiv schon mal besser. Ich hingegen freue mich sehr, meine Bekannten zu sehen, nicht nur, weil ich kurz zuvor noch fürchtete, sie auf diesem riesigen Platz wohl niemals wiederzufinden, sondern weil es mir nach all der Exotik und dem Fremden unheimlich gut tut, vertraute Gesichter zu erblicken – auch wenn mich nicht mit jedem von ihnen die größte Sympathie verbindet. Immerhin ist Sabine, das fällt mir jetzt erst auf, offensichtlich doch nicht abgereist, sondern trotzt tapfer der Kälte – sowie der Gefahr, gleich in einem Restaurant womöglich Affenhirn serviert zu bekommen.

»Wie war die erste Schulstunde?«, möchte Manfred wissen, als wir nach einem langen, hastigen Fußmarsch endlich eine dieser berühmten Garküchen gefunden haben und uns erleichtert niederlassen. Auch die anderen schauen mich jetzt erwartungsvoll an. Fast hätte ich ihnen meine Zunge herausgestreckt, natürlich nicht, um sie zu beleidigen, sondern um sie danach zu fragen, ob sie sich vorstellen können, dass man dort sehen könne, ob ich Probleme mit dem Herzen, der Milz oder der Gallenblase habe. Aber ich erspare ihnen das und gebe stattdessen einen groben Abriss der ersten Hälfte meines ersten Ausbildungstages. Ich muss einen etwas verwirrten Eindruck machen, meine Freunde schauen mich ein wenig besorgt an. Für sie dürfte vieles noch weit ungewöhnlicher erscheinen als für mich, verständlicherweise: Während ich mich von dem kettenrauchenden Professor, den armseligen Räumlichkeiten und den merkwürdigen Diagnosen erzählen höre, wundere ich mich überhaupt nicht, dass Akupunktur oder überhaupt die Traditionelle Chinesische Medizin im Westen oft für Hokuspokus gehalten wird, für Effekthascherei ohne jede anderen Effekte. Ich winke ab und versuche mit dieser Handbewegung meine leicht aufkommenden Zweifel gleich mit wegzuwischen. Das wird schon, sage ich mir, ich werde das alles irgendwann auch verstehen. Doch jetzt brauche ich eine Pause, Ablenkung, und so will ich erst einmal die Speisekarte studieren. Doch wieder verstehe ich rein gar nichts: Die Karte ist natürlich auf Chinesisch. Mit Händen und Füßen versuchen wir der Bedienung klarzumachen, dass wir irgendetwas mit Huhn haben wollen. Wir zeigen auf ein Gericht, das wir für ein solches halten, und hoffen, dass wirklich Hühnchen drin ist – und kein Hündchen oder Kätzchen oder Äffchen. Sabine kann darüber immer noch nicht lachen.

WIE BITTE? Dünndarm und Herz sind ein Paar und Dickdarm und Lunge ebenfalls? Ich schaue hilfesuchend zu unserem Übersetzer, der nur ratlos die Achseln zuckt. Dann wendet er sich an unseren Lehrer und fragt ihn etwas, wobei er sehr verunsichert wirkt. Ich habe Mitleid mit unserem Dolmetscher: Der chinesische Schulmediziner, für den dieser Kurs genauso wie für mich die erste Konfrontation mit der Traditionellen Chinesischen Medizin ist, muss sich fühlen, als solle er aus einer Sprache übersetzen, die er gar nicht spricht. Als der Lehrer die Frage des Übersetzers beantwortet hat, kommt der gleich mit einer anderen. Und so entwickelt sich ein lebhafter Disput zwischen den beiden, in dem es, der angestrengten Mimik nach zu urteilen, schon bald nicht mehr um reine Begriffsklärungen geht, sondern offensichtlich um Grundsätzlicheres. Hier wird vor unseren Augen der klassische Disput zwischen traditioneller östlicher und moderner westlicher Medizin geführt – nur können wir ihm nicht folgen. Übersetzt wird schon lange nicht mehr, für die beiden am Lehrerpult sind wir Schüler nicht mehr existent. Ich schaue mir das Zwiegespräch zwischen den beiden Chinesen eine Weile an, in etwa so lange, wie es Spaß macht, einen ausländischen Film ohne Untertitel zu sehen, und blättere dann in meinen Aufzeichnungen.

Mit Yin und Yang fing alles an. Es ist das Urprinzip der chinesischen Philosophie: das dynamische Gegensatzpaar, das allem

Leben zugrunde liegt, das sich ergänzt, statt ausschließt, das sich gegenseitig schafft und kontrolliert, und das immer den anderen auch in sich trägt, weshalb in dem berühmten kreisrunden Symbol für Yin und Yang – in dieser Form wohl im 11. Jahrhundert entstanden und in unseren Breiten vor allem als Kettenanhänger beliebt – immer auch ein weißer Punkt in der schwarzen Fläche und ein schwarzer Punkt in der weißen steht. Yin und Yang sind nicht statisch, sie sind Stadien innerhalb eines Prozesses. Der Kreislauf der Jahreszeiten und der Wechsel von Tag und Nacht sind beste Beispiele dafür.

Zuerst erwähnt wurden die Begriffe Yin und Yang vermutlich 700 v. Chr. im »I-Ging«, dem Buch der Wandlungen. Darin werden sie mit den Adjektiven stark und schwach, gleich und ungleich sowie männlich und weiblich in Verbindung gebracht. Wörtlich übersetzt heißt Yin so viel wie »dunkel«, »Nordhang eines Berges« oder »schattiger Ort«. Yang dagegen bedeutet »sonnige Anhöhe«. Konkret stehen Yin und Yang daher für die schattige und die sonnige Seite eines Hügels, in weiterem Sinne also für Dunkelheit und Licht. Doch damit nicht genug: In China werden nahezu alle Dinge den beiden Polaritäten zugeordnet. Yang korrespondiert beispielsweise mit Sonne, Helligkeit, Aktivität, Himmel und Zeit, Yin hingegen mit Mond, Schatten, Ruhe, Erde und Raum. Steht Yin für Osten, Süden und links, wird Yang mit Westen, Norden und rechts assoziiert. Auch die Teile des Körpers lassen sich in Yin und Yang unterscheiden. Beispielsweise gehört der Kopf zum Yang, der Rest des Rumpfes zum Yin. Denn Yang ist eher gen Himmel ausgerichtet und leicht, Yin vielmehr erdverbunden und schwer. Innerhalb von Kopf und Rumpf lassen sich dann wiederum Yin- und Yang-Bereiche unterscheiden. So ist zum Beispiel die Vorderseite eher Yin, der Rücken Yang, was man sich zum Beispiel einfach merken kann, wenn man sich den Reisbauern auf dem Feld vorstellt: auf den Rücken wirft die Sonne ihre Strahlen, da ist es warm, während die Vorderseite der Erde zugewandt ist und im Schatten liegt. Von den Organen werden diejenigen dem Yang zugeordnet, welche die Nahrung aufspalten, transformieren und ausscheiden, während Yin-Organe für die Speicherung zuständig sind: Magen und Darm sind demzufolge typisch Yang, Milz und Leber überwiegend Yin. Arbeitet alles im Körper so, wie es sein sollte, dann sind Yin und Yang im Gleichgewicht, ist der Mensch, soweit man das in der chinesischen Medizin überhaupt sagen kann, gesund. Ist das Gleichgewicht jedoch aus dem Lot, ist er krank. Dann gilt es, dieses Gleichgewicht wieder herzustellen. Und das ist das Grundprinzip der traditionellen chinesischen Medizin. Es klingt erst einmal recht simpel.

Die Chinesen unterscheiden vier krankmachende Verhältnisse von Yin und Yang: ein Überwiegen des Yin, ein Überwiegen des Yang, eine Schwäche des Yin, eine Schwäche des Yang. Anzeichen von Hitze, also Fieber oder Erregung, wären Ausdrücke einer Yang-Dominanz, während sich ein Überwiegen von Yin in Frösteln oder Schläfrigkeit äußern kann. Ebenso deuten akute Krankheiten auf ein Dominieren des Yang und chronische, schleichende auf ein Überwiegen des Yin. In der traditionellen chinesischen Medizin zielt letztlich jede Behandlungsmaßnahme auf eine der vier Strategien ab: das Yang stärken, das Yin stärken, die Yang-Fülle beseitigen oder die Yin-Fülle beseitigen.

Bis hierhin hatte ich fleißig mitgeschrieben. Ich fand es höchst spannend, wenngleich doch sehr abstrakt und nicht alles auf Anhieb nachvollziehbar. Aber ich verstand zumindest, dass ich es hier mit einer vollkommen anderen Sicht auf den Menschen zu tun hatte, mit einem vollkommen anderen Verständnis von Gesundheit und Krankheit, mit einem vollkommen anderen Weltbild, einem vollkommen anderen System von Medizin. Während ein westlicher Arzt bei einem Patienten nach einer präzisen Ursache für eine bestimmte Krankheit sucht, sich dabei mit isolierbaren Symptomen und Kategorien beschäftigt und diese zu beeinflussen versucht, hat der chinesische Arzt das gesamte Individuum im Blick. Er sucht nicht ein kaputtes Organ oder einen Entzündungsherd oder irgendetwas, was auch unabhängig vom Patienten besteht, was er herausschneiden oder zumindest medikamentös behandeln und verändern kann. Vielmehr deckt er ein Muster der Disharmonie auf und sucht, wo das Ungleichgewicht liegt. Die Frage nach Ursache und Wirkung ist dabei lange nicht so wichtig wie bei uns, vielmehr sind es die Beziehungen zwischen den einzelnen Teilen. In der Therapie wird dann versucht, das Gleichgewicht wieder herzustellen. Soweit so gut.

Doch dann kommt im Unterricht die Fünf-Elemente-Theorie hinzu, ein weiteres System, die Dinge der Welt in eine Ordnung zu bringen, ähnlich wie mit Yin und Yang. Anders als wir Abendländer mit unseren vier Elementen Wasser, Feuer, Erde und Luft kennen die Chinesen fünf Elemente, nämlich Wasser, Feuer, Erde, Holz und Metall. Diese fünf Elemente sind – so wie schon Yin und Yang – nicht statisch, sondern unterliegen dem steten Wandel, sie erzeugen einander und zehren voneinander. Die ersten Erwähnungen dieser Theorie finden sich in Schriften aus dem 4. Jahrhundert v. Chr. Sie wurde zunächst verwendet, um politische oder wissenschaftliche Phänomene zu erklären. Von den »Fünf Tugenden« oder auch den »Fünf Kräften« war damals die Rede. Heute liest man in westlichen Übersetzungen zumeist von der Fünf-Elemente-Theorie, aber genau genommen geht es weniger um die Elemente als vielmehr um die Wandlungsphasen, denen sie unterliegen. Deswegen benutzen viele TCM-Ärzte lieber den Begriff der Fünf-Phasen-Theorie.

Der dynamische, zyklische Wandlungsprozess wird in der Regel in einem fünfteiligen Kreis im Uhrzeigersinn dargestellt und kann wieder am einfachsten mit dem Wechsel der Jahreszeiten erklärt werden: In diesem Kreis steht das Wasser unten als ruhender Ausgangspunkt, es entspricht dem Winter. Dahinter im Uhrzeigersinn steht das Holz, es symbolisiert die vorbereitende, expandierende Phase, also den Frühling. Feuer bildet den Höhepunkt und steht oben im Kreis, es wird mit dem Sommer assoziiert. Danach folgt die Erde, sie steht für den Wandel, für Evolution, und im Kreis der Jahreszeichen für den Spätsommer. Metall schließlich konzentriert und strukturiert die Aktion, es entspricht der Reifung im Herbst. Dem schließt sich wieder die Ruhephase, das Wasser, an. In dieser Reihenfolge nähren die Elemente einander, bringt das eine das andere hervor: Holz lässt Feuer brennen, die Asche des Feuers reichert die Erde mit Nährstoffen an, diese wiederum bringt Erze und somit Metall hervor, die Spurenelemente des Metalls beleben das Wasser, welches Bäume und Pflanzen nährt und das Holz entstehen lässt. Andersherum, also den Kreis entgegen dem Uhrzeigersinn betrachtet, entwickelt sich jedes Element durch die Schwächung seines Vorgängers: Feuer verbrennt Holz, Holz saugt Wasser auf, Wasser lässt Metall rosten, Metall zieht Mineralien aus der Erde und Erde erstickt Feuer. Oder, um Familienverhältnisse zu bemühen: Holz, zum Beispiel, ist das Kind des Wassers und die Mutter des Feuers. Neben dieser Hervorbringungsbeziehung gibt es noch die Kontrollsequenz, wonach jedes Element ein anderes kontrolliert und selbst von einem weiteren kontrolliert wird: Holz kontrolliert Erde, Erde kontrolliert Wasser, Wasser kontrolliert Feuer und so weiter und so fort. Mit diesen Hervorbringungs- und Kontrollbeziehungen lassen sich sämtliche selbstregulierende Prozesse der Natur erklären. Sie sind wechselseitig, harmonisch und bewahren das Gleichgewicht. Anders die Überwindungs- und die Verachtungssequenz, die abnorme Beziehungen zwischen den Elementen beschreiben, also immer dann beleuchtet werden, wenn das Gleichgewicht gestört ist. Bei der Überwindung kommt es dazu, dass ein Element ein anderes überkontrolliert und dadurch schwächt. Das kann passieren, wenn sich die Mengenverhältnisse geändert haben und ein Element in Bezug auf ein anderes deutlich zu stark ist. Bei der Verachtung oder auch Beleidigung wird die Kontrollbeziehung umgekehrt: Holz verachtet Metall, Metall verachtet Feuer, Feuer verachtet Wasser etc. Und dann wird es schmerzhaft, denn dann geht es an die Substanz: Wasser weicht Erde auf, Holz macht Metall stumpf, Feuer verdampft Wasser und so fort.

Soweit ist alles noch ganz anschaulich. Aber bei den Elementen und Jahreszeiten bleibt es nicht. Es kommen, wie auch bei Yin und Yang schon, zunehmend weitere Eigenschaften oder Zustände hinzu, in denen sich der Mensch, die Natur, der Himmel und die Erde befinden: fünf Farben, fünf Himmelsrichtungen (mit der Mitte als fünfte), fünf Geschmacksrichtungen, fünf Emotionen, fünf Witterungen, fünf Landschaftsformen, fünf Planeten, fünf Töne in der Musik – und natürlich: fünf Organe. Und spätestens ab da wirkt es wirklich abenteuerlich für mich.

Die Sache mit dem Herzen ist noch einigermaßen nachvollziehbar. Das Herz wird dem Element Feuer zugeordnet. Das entsprechende Sinnesorgan ist die Zunge, was denn auch die Redewendung erklären würde: Er trägt sein Herz auf der Zunge. Doch die alten Chinesen, zumindest die Mediziner unter ihnen, sagen es so: Das Herz öffnet sich in der Zunge. So wie sich die Leber (Element: Holz) in den Augen öffnet, die Milz (Element: Erde) in Mund und Lippen, die Lunge (Element: Metall) in der Nase und die Niere (Element: Wasser) in den Ohren. Gemäß des Wandlungszyklus und der verschiedenen Beziehungen von Kontrolle bis Beleidigung ergibt sich dann Folgendes: Die Leber kontrolliert die Milz, das Herz kontrolliert die Lunge, die Milz kontrolliert die Niere, die Lunge kontrolliert die Leber, die Niere kontrolliert das Herz. Die Leber ist die Mutter des Herzens, das Herz die Mutter der Milz, die Milz die Mutter der Lunge und die Lunge ist die Mutter der Niere. Praktisch hieße das zum Beispiel: Wenn sich ein Organ im Mangelzustand befindet, kann man es behandeln, in dem man das Mutterorgan stärkt.

Sind die Beziehungen gestört, könnte das etwa so aussehen: Die Niere ist nicht in der Lage, die Leber zu nähren, oder anders ausgedrückt: Wasser produziert kein Holz. Die Symptome wären Ohrensausen, Schmerzen im unteren Rücken, schwache Knie, Schwindelgefühle, Zittern, Abmagern. Dies wäre ein Beispiel für eine Disharmonie des Kreislaufs der gegenseitigen Erzeugung. Ist der Kreislauf der gegenseitigen Kontrolle gestört, könnte das so aussehen: Holz schmäht Erde, heißt: die Milz kontrolliert die Leber übermäßig; Symptome: schmerzende Seiten, Kopfschmerzen, Blähungen, entzündete Augen, Durchfall, Abgespanntheit.

Doch nicht genug damit, dass jedem Element ein Organ zugeordnet wird, was einmal mehr, einmal weniger plausibel ist: Jedem der fünf Organe wird auch noch ein weiteres Organ zu- oder untergeordnet. So korrespondiert die Leber mit der Gallenblase, die Milz mit dem Magen, die Lunge mit dem Dickdarm, die Niere mit der Blase und das Herz mit dem Dünndarm. Und damit ist schließlich der Punkt erreicht, wo auch der Dolmetscher kapituliert.

ICH BLICKE NACH vorn zur Tafel, wo er und der Lehrer immer noch lebhaft diskutieren. Ich wüsste gern, was sie reden. Vermutlich werden auch einige meiner Zweifel und Fragen thematisiert. Vermutlich könnte ich im direkten Gespräch mit dem Lehrer einiges, was ich bisher nur so runtergeschrieben habe, auch nachvollziehen. So aber erscheint mir vieles von dem, was ich bisher im Kurs erfahren habe, sehr fremd und eigenartig. Was ist eigentlich mit den anderen Organen, mit Schilddrüse, Speiseröhre und Gehirn? Warum wird ein Organ einmal in Yin und Yang unterschieden und dann auch einem der Elemente zugeordnet? Und wie ist es möglich, dass die Leber Wind bekommt? Je länger ich darüber nachdenke, desto größer wird die Versuchung, diese ganze chinesische Theorie als allergrößten Humbug abzutun. Den Impuls, nicht einfach aufzuspringen und nach Deutschland zurückzufliegen, kann ich vermutlich nur deswegen unterdrücken, weil die Müdigkeit nach der fast schlaflosen Nacht und die ganzen Eindrücke aus diesem unwirklichen Peking viel zu sehr an mir zehren, als dass ich dafür noch die Kraft aufbringen könnte. Aber warum auch aufgeben? Habe ich nicht in meinem Leben immer durchgehalten und einfach durchgezogen, was mir wichtig war, auch wenn es furchtbar anstrengend wurde? Und habe ich nicht einen weiten Weg auf mich genommen und eine ganze Menge Geld bezahlt, um hier in China diese Ausbildung zu machen?

Vorn an der Tafel wird es jetzt ruhig, der Lehrer und der Übersetzer haben ihre Auseinandersetzung beendet. Professor Zheng wendet sich wieder seiner Klasse zu und möchte gerade mit dem Unterricht fortfahren, als er nach einem kurzen Blick auf die Uhr feststellen muss, dass die Zeit schon rum ist. Wir atmen auf, mehr Theorie hätte wohl keiner von uns noch wirklich aufnehmen können. Während ich meine Notizen in meine Tasche packe, beschließe ich dennoch, diesen Kurs zu verlassen und in die Klasse zu wechseln, in der auf Englisch unterrichtet wird. Englisch kann jeder, wohl auch die Dozenten, so dass direkte Rückfragen möglich sind. Das erscheint mir weniger zeitraubend und effektiver.

# 3 Erste Wunder

DIE ALTE FRAU zwinkert mich an, und ich kann es nicht glauben. Vor zwei Tagen kam sie hier ins Institut mit einer *Fazialis-Parese*. Die gesamte linke Seite ihres Gesichts war nach einem Schlaganfall gelähmt. Der linke Mundwinkel hing bewegungslos nach unten, Speichel floss unkontrolliert heraus. Das linke Auge musste die Frau mit dem Daumen zudrücken, wenn sie es schließen wollte. Da sie mit dem Lid auch nicht blinzeln konnte, um das Auge feucht zu halten, musste sie alle paar Stunden Augentropfen nehmen. Doch heute sitzt sie hier, zwinkert den Doktor und uns Hospitanten so selbstverständlich an, dass ich einen Moment lang glaube, ich hätte die erste Begegnung mit ihr vor ein paar Tagen nur geträumt. Wenn in Deutschland jemand mit einem gelähmten Gesicht zum Arzt geht, bekommt er nicht selten zu hören: »Warten Sie mal drei Monate ab, das funktioniert wieder oder nicht. Wenn nicht, dann bleibt wohl die Gesichtsnervenlähmung.« Und dann sieht es schlecht aus: Die schulmedizinischen Behandlungsmöglichkeiten sind sehr eingeschränkt. Man kann durchblutungsfördernde sowie cortisonhaltige Präparate verschreiben und hoffen, dass diese auf die Nerven eine abschwellende Wirkung haben. Manchmal hat Physiotherapie einigen Erfolg. Doch oft regt sich nach all den Versuchen nicht viel mehr im Gesicht als vorher. Eine plastische

OP wäre dann die letzte Alternative: Gesunde Nervenfasern werden dabei an die erkrankte Seite verlegt – eine riskante, schwierige und leider auch nicht immer von Erfolg gekrönte Operation. Doch dieser Frau, die nun vor mir sitzt und wieder mit beiden Mundwinkeln lächeln und reden kann, dieser Frau haben nur ein paar Nadeln geholfen.

Es ist das erste Mal, dass ich den Effekt von Akupunktur so deutlich sehen kann. In den letzten Tagen habe ich natürlich schon viele Patienten erlebt, denen geholfen wurde. Aber wer beweist mir denn, dass diese Personen wirklich unter den unerträglichen Bauchschmerzen litten, als sie herkamen? Woher konnte ich wissen, dass sie tatsächlich nachts nicht schlafen konnten oder Probleme mit dem Harndrang hatten? Das musste ich einfach so glauben. Wie ich auch glauben musste, dass sie sich nach der Behandlung besser fühlten, sofern sie denn überhaupt wieder kamen, also eine Folgebehandlung nötig war. Keine Frage, ich hatte meine Zweifel, ob diese Nadelstecherei irgendetwas bringt. Konnte das hier nicht alles nur für uns Westler, die wir doch eine Stange Geld für unsere Ausbildung nach China bringen, einfach inszeniert worden sein? Vielleicht waren das alles Statisten, die ein bisschen Geld dafür bekamen, damit sie die arroganten Europäer mal ein wenig an ihren langen Nasen herumführen.

Nun gut, der Aufwand wäre schon unangemessen groß gewesen. Allein, wenn ich an den Offizier denke, der vor einigen Tagen eingeliefert wurde. Was heißt eingeliefert: In fünf dicken Autos kamen er und sein Gefolge auf den Campus gefahren, darunter einige Sicherheitsmänner und eine eigene Leibärztin. In einer Trage wurde der Mann in der hochdekorierten Uniform in den Behandlungsraum transportiert. Er hatte einen Schlaganfall und konnte sich nicht bewegen. Doch zwei Tage später krabbelte er schon selber auf die Behandlungsliege. Sicher, auch das hätte inszeniert sein können, und der Aufmarsch des Bonzen war in der Tat äußerst filmreif. Aber dass man den Westlern ausgerechnet einen schwächelnden chinesischen Offizier präsentieren würde, ist doch eher unwahrscheinlich. Auf jeden Fall bin ich jetzt, beim Anblick der Frau, deren Gesicht nicht mehr gelähmt ist, vollends überzeugt. Ich gelobe mir, nie wieder etwas gegen Yin und Yang zu sagen – oder gegen die Theorie von den fünf Wandlungsphasen. Da muss tatsächlich etwas dran sein.

AN DIESEM TAG ist es denn auch so weit: Ich soll meine erste Akupunkturnadel setzen. Ich bin ein wenig aufgeregt. Natürlich hatte ich schon viele Menschen gepiekst, der Umgang mit Nadeln – zwar in Form der Kanüle an Spritzen – ist mir mehr als geläufig. Und es ist auch nicht so, dass ich fürchte, dem Menschen durch mein Ungeschick ungewollt Schmerz zuzufügen. Was mir jedoch Sorgen macht, ist die Frage, wie ich diesen winzigen Akupunkturpunkt mit einem Durchmesser von zwei bis acht Millimetern überhaupt lokalisieren und dann auch noch treffen soll.

Der menschliche Körper, das haben wir im Kurs gelernt, verfügt über mindestens 1.500 Akupunkturpunkte. Die klassische Theorie beschreibt 361 Punkte und 40 Extrapunkte. Hinzu kommen die neueren Punkte der Ohr-Akupunktur und anderer, moderner Methoden. Aber ich bin erst einmal mit den 361 klassischen Punkten gut beschäftigt. Diese liegen auf den so genannten Meridianen, besser: den Leitbahnen oder Kanälen, wie es in den englischen Übersetzungen heißt, was auch eher dem chinesischen Begriff *jing-luo* entspricht – *jing* heißt »durchgehen« oder »Faden«, *luo* »was verbindet oder anknüpft«. Diese Bahnen bilden ein Netzwerk, das sämtliche Organe miteinander verbindet. Man unterscheidet zwölf Hauptleitbahnen, die den fünf Yin- und sechs Yang-Organen sowie dem Herzbeutel zugeordnet sind, sowie acht Sonderleitbahnen, von denen aber nur zwei eigene Reizpunkte haben, die nicht auch auf anderen Leitbahnen liegen.

In diesen Leitbahnen, die in der chinesischen Theorie als unsichtbar gelten, fließen Qi und Blut, es werden Nährstoffe und Kraft transportiert. Qi wird in Übersetzungen gemeinhin als Lebensenergie bezeichnet, doch ganz so einfach ist das nicht. Qi ist ein zentraler Begriff des Daoismus, so beschrieb etwa der Philosoph Zhuangzi den Kosmos als aus Qi bestehend. Nach daoistischer Vorstellung entstand die Welt aus dem ursprünglichen Qi (Yuanqi), in dem Yin und Yang noch vermischt waren. Himmel und Erde bildeten sich erst durch Trennung des Einen: Was Yangqi empfing, stieg hell und klar empor und wurde Himmel, was Yinqi erhielt, wurde dunkel und schwer und sank zur Erde. Qi durchdringt und begleitet alles, was existiert und geschieht, die Chinesen stellen es sich vor als vitale Energie, Lebenskraft oder einen alles durchdringenden kosmischen Geist, Qi ist dabei aber weder physischer noch geistiger Natur. In einer sich ständig verändernden Wirklichkeit stellt das Qi die einzig konstante Größe dar. Ist der Fluss des Qi im Körper gestört, kann er durch Reizung der entsprechenden Punkte, etwa durch kleine Nadelstiche wie bei der Akupunktur, wieder in Ordnung gebracht werden.

Die Punkte hat sich niemand ausgedacht oder irgendein besonders schlauer Mensch berechnet, sie sind im Körper schon angelegt. An den Stellen, wo sie zu finden sind, ist die Haut dünner, was man daran merkt, dass die Nadel, hat sie den Punkt getroffen, in die Haut reingeht wie in weiche Butter, fast wie von selbst. Mit entsprechenden Geräten, die den Hautwiderstand messen, lassen sich die einzelnen Punkte direkt lokalisieren. Der geübte Akupunkteur braucht diese natürlich nicht. Er weiß genau, wo die Punkte liegen. Professor Zheng zum Beispiel muss kaum noch hinschauen, er findet sie vermutlich auch im Dunkeln. Aber wer nicht so geübt ist und vor allem Anfänger orientieren sich an den Angaben in Cun, mit denen jeder Punkt auf dem Körper lokalisiert wird. Cun, auch »Körperzoll« genannt, ist eine relative Maßeinheit, die für jeden Menschen individuell verschieden ausfällt. Denn ein Cun entspricht der jeweiligen Breite des Daumens in Höhe des ersten Gelenks. Die Breite von Zeige- und Mittelfinger zusammen entspricht 1,5 Cun, die Breite über die vier zusammengelegten Finger 3 Cun. Sämtliche Proportionen des menschlichen Körpers lassen sich in Cun ausdrücken. So beträgt der Abstand zwischen Augenbrauen und Haaransatz drei Cun, die Rippen sind jeweils einen Cun voneinander entfernt, der Unterarm misst vom Ellbogen bis zur Hand insgesamt zwölf Cun, der Oberarm bis zur Achselhöhle neun, der Oberschenkel insgesamt 19 und der Unterschenkel 16 Cun. Als Orientierungshilfe für die genaue Lage der Punkte dienen markante Körperstellen wie Gelenkbeugefalten, der Bauchnabel, Augenbrauchen, Haarlinien und ähnliches.

ICH SOLL ALS Erstes den Punkt *fū tōng-gŭ* stechen, auf Englisch »Open Valley«, das offene Tal. Man sticht ihn etwa bei Magen- und Verdauungsbeschwerden, bei Übelkeit, Erbrechen, allgemeiner Schwäche, bei Herz- und Lungenerkrankungen, Epilepsie, Krämpfen, Unruhe, Sodbrennen oder Koliken. Er liegt auf der Nierenleitbahn. Diese entspringt an der unteren Seite der kleinen Zehe, kreuzt die Fußsohle, kreist um den inneren Knöchel und steigt dort die innere Seite des Unterschenkels zur Kniekehle hoch, wo sie weiter entlang der Innenseite des Oberschenkels nahe der Basis der Wirbelsäule schließlich in den Körper eindringt und dort, unerreichbar für den Akupunkteur mit kurzen Nadeln, weiter verläuft. Sie führt bis zur Niere und dem ihr zugehörenden Organ, zur Blase. Über dem Schambein kehrt sie schließlich an die Bauchoberfläche zurück und verläuft über Bauch und Brust nach oben, wo sie etwa auf Höhe des Schlüsselbeins ihren letzten Punkt erreicht, Niere 27 oder auch *Shufu*, zu Deutsch so viel wie »Die Halle der Transportpunkte«. Mein Punkt, *fū tōng-gŭ*, ist der zwanzigste auf der Nierenleitbahn.

Er liegt 5 Cun oberhalb des Nabels und einen halben Cun neben der Mittellinie. Am liebsten würde ich ein Lineal nehmen und damit erst die Daumenbreite des Patienten ermitteln, dann das Ergebnis mit fünf multipliziert vom Nabel abmessen und einen Punkt mit Kugelschreiber markieren. Aber ich habe keine Chance. Der Lehrer lächelt mir aufmunternd zu, also messe ich mit den Augen ab. Die Anatomie des Menschen ist mir zum Glück bestens vertraut, und es fällt mir nicht schwer, die Proportionen einzuschätzen. Aber ob ich tatsächlich dieses winzige Loch treffen kann, erscheint mir sehr unwahrscheinlich. Dennoch wage ich es. Die Hand bleibt trotz der Aufregung ruhig, als ich die Nadel unter den Blicken des Professors senkrecht auf die Haut platziere und etwa einen Zentimeter tief einsteche. Ich habe Glück, sie geht tatsächlich rein wie in Butter, der Patient verzieht keine Miene. Wie es aussieht, habe ich den Punkt getroffen. »Olé!«, hätte ich fast gesagt.

AN EINEM DER folgenden Tage bringt der Bus uns nicht in das Institut, wie sonst, sondern zu einer Klinik in einem Stadtteil, in dem ich bisher noch nicht gewesen bin. Hier sollen wir uns eine Kaiserschnittentbindung anschauen. Dazu werden wir in einen Raum über den OP-Saal geführt, von dem aus wir durch eine große Glasscheibe direkt auf den Operationstisch blicken können. Dort liegt eine junge Chinesin, wach und bei vollem Bewusstsein. Die Räumlichkeit ähnelt durchaus den mir gewohnten, westlichen OP-Einrichtungen. Doch mir fällt auf, dass anästhesistische Apparaturen so gut wie kaum vorhanden sind, zumindest sind sie nicht in der Nähe der Patientin, da, wo sie zumindest in westlichen Operationssälen hingehören. Kein Wunder, sie werden hier nicht gebraucht, die Anästhesie erfolgt über Akupunktur. Schon bevor wir kamen, waren die Akupunkteure am Werk und haben ihre Nadeln platziert – und was für welche: Rechts und links von der zu erwartenden Schnittführung stecken zwei Nadeln, jede von ihnen vierzig Zentimeter lang, wie uns erklärt wird. Zusätzlich stecken Akupunkturnadeln an den Händen und an den Knien. An alle Nadeln sind Drähte angeschlossen, woraus ich schließe, dass elektrische Impulse über die Nadeln den Schmerz unterdrücken sollen.

Dann beginnt die Operation. Fünf Ärzte und Assistenten stehen um den Tisch herum. Eine Ärztin am Kopfende streichelt der Frau über die Stirn, um sie zu beruhigen. Ihre Augen blicken nervös in dem OP umher, nur zu verständlich in dieser Situation. Aber in ihrem Gesicht ist keine Spur von Schmerz zu erkennen. Auch dann nicht, als der Chirurg das Skalpell ansetzt und seinen Schnitt macht. Bei Kaiserschnittentbindungen wird hier nicht wie im Westen ein Unterbauch-Querschnitt an der Schamhaargrenze entlang vorgenommen – auch als Pfannenstielschnitt nach Johannes Pfannenstiel oder »Bikini-Schnitt« bekannt –, stattdessen schneidet man längs: vom Schambein zum Bauchnabel. Damit soll vermieden werden, dass allzu viele Meridiane durch den Schnitt verletzt werden.

Es geht alles ziemlich schnell. Kaum ist der Schnitt gemacht, hält der Arzt auch schon das Baby in den Händen. Die Mutter, die dem ganzen Geschehen zugeschaut hat, sieht ihr Kind in dem Moment, als es das Licht der Welt erblickt und nicht erst, wie bei uns im Fall einer Kaiserschnittentbindung, nach dem Aufwachen aus der Narkose. Und obwohl die Wunde an ihrem Bauch noch offen ist, verrät ihre Mine weiter keine Spur von Schmerz. Stattdessen huscht nun, da sie ihr Baby sieht, ein Lächeln über ihr Gesicht. Ich kann nicht fassen, was sich hier vor meinen Augen gerade abspielt.

ALS ICH ZUM Abendessen ins Hotelrestaurant gehe, stehe ich noch ganz unter dem Eindruck dieses Erlebnisses. Ich will meinen Freunden unbedingt davon erzählen, obwohl sie es vermutlich kaum glauben werden – ich musste es ja auch mit eigenen Augen sehen und konnte es selbst kaum fassen. Egal, denke ich, meine Begeisterung wird sie schon überzeugen. Doch als ich mich an den Tisch setze, ist mir nicht mehr nach Erzählen, meine Freunde schauen mich mit zerknirschten Mienen an. In der Reisegruppe gibt es Ärger. Es ist nicht das erste Mal. Alle paar Tage ist irgendetwas. Wir haben inzwischen schon das Hotel gewechselt, die Zimmer sind etwas komfortabler und die paar Probleme, die hier dann noch auftauchten, haben wir auch in den Griff bekommen – zugegeben, manchmal auf etwas unkonventionelle Art und Weise, wie etwa das mit der Dauerschleife. Wir haben es nicht sofort gemerkt, als wir das neue Hotel bezogen, und freuten uns zunächst über die vertrauten Klänge, die uns entgegenschallten. Aus den Lautsprechern in der Lobby kam »Dancing Queen« von ABBA. Auch im Fahrstuhl vernahmen wir »Dancing Queen«, und als wir auf den Zimmern das, was wir für das Radio hielten, andrehten, hörten wir – Überraschung – »Dancing Queen«. Doch dann war der Song schon fast zu Ende und danach kam »Money, Money, Money«, auch das fanden wir noch ganz schön. Auch gegen »Knowing Me, Knowing You«, »The Name of the Game«, »Take a Chance on Me« und »Summer Night City« war nichts einzuwenden. Wir hörten die Titel auch gern noch einmal, denn als die CD zu Ende war, fing sie wieder von vorn an. Doch nach dem vierten, fünften und sechsten Mal wurde es anstrengend. Offensichtlich gab es in dem ganzen Hotel nur eine CD und die lief nicht nur überall, sondern ständig. Sogar mir, der wirklich nur zum Schlafen im Hotel war, ging das irgendwann einmal auf die Nerven. Als wir eines Abend beisammen an der Bar standen, entdeckte einer aus der Gruppe, wo die CD, die wir überall zu hören bekamen, steckte: nämlich in der Stereoanlage hinter dem Tresen. Der Kollege fackelte nicht lange. Mit einem Satz hechtete er über die Bar, ließ die CD aus dem Gerät fahren und setzte eine aus seinem tragbaren CD-Player ein. So schnell wie er das tat, konnten die Kellner kaum gucken. Als sie die Situation erfasst hatten und eingreifen wollten, war es schon zu spät. Allerdings schien ihnen der Vorfall nicht so ungelegen zu kommen. Sie machten keinerlei Anstalten, die CD wieder zu wechseln. Im Gegenteil: Sie hörten neugierig hin, was da nun anstelle von ABBA aus den Boxen dröhnte. Es war Phil Collins. Und so hörten wir ab dann zwar nicht mehr den ganzen Tag und überall ABBA, dafür hörten wir aber nun den ganzen Tag und überall Phil Collins.

Ob das nun das Problem war? Nein, die aufgelöste Dame am Tisch ist nicht wegen Phil Collins mit den Nerven am Ende, sondern weil es in diesem Hotel, in dieser Stadt, in diesem China, einfach nicht möglich sei, mal eben zu Hause anzurufen. Sie habe es mehrmals probiert und nie war eine Verbindung zustande gekommen. Sie habe keine Ahnung, wie es ihren Kindern geht und was mit ihrem Ehemann ist, und sie halte das langsam nicht mehr aus. Andreas, unser Reiseleiter, muss wieder trösten, beschwichtigen, beruhigen. Doch diesmal ohne Erfolg. Im Gegenteil, ein paar andere nutzen die Gunst der Stunde, um ebenfalls Klagen loszuwerden. Die Stimmung am Tisch ist völlig im Eimer.

Ich stehe auf, ich muss hier weg. Im Foyer treffe ich auf Sabine. Auch sie hat schon die Flucht ergriffen. Wir wechseln ein paar Blicke und verstehen uns dieses Mal ohne Worte. »Wollen wir etwas trinken?«, frage ich sie und wir gehen an die Bar. Doch das Angebot dort ist mehr als überschaubar. Es gibt nur Limonade in Dosen: Cola, Fanta, Sprite – aufgetürmt wie in einer Schießbude auf dem Jahrmarkt. Was wir nach dem ganzen Stress brauchen, sollte schon ein paar Umdrehungen haben. Wir zucken resigniert die Achseln. Auf einmal steht Manfred neben uns.

»Mensch, was macht ihr für eine Trauermiene?«, fragt er lachend und klopft mir auf die Schulter.

»Wir brauchen einen Drink, und es gibt nur Cola«, erklärt Sabine die Situation, worauf Manfred nicht lange überlegt und – als hätte er den ganzen Tag lang diesen Plan schon im Kopf gehabt – ruft: »Dann fahren wir ins Kunlum Hotel! Sabine, du hast fünf Minuten Zeit, dich umzuziehen!«

Das Kunlum Hotel ist eines der besseren Häuser in Peking. An der Bar gibt es Alkohol, allerdings auch einen Dresscode, weshalb Sabine gut beraten ist, Strickpulli und Jeans gegen Rock und Bluse zu tauschen. Nach ungefähr fünfzehn Minuten ist sie wieder da. Ich mustere sie überrascht. Bis zu diesem Moment habe ich sie nicht wirklich als Frau wahrgenommen, wird mir jetzt klar, eher als das verschreckte Mädchen, das aus Versehen in China gelandet ist und sich hier – zugegeben – sehr tapfer schlägt. Seit Silvester, das wir mit vielen anderen Westlern in einer schicken Panoramabar feierten – die Chinesen begehen Neujahr nach ihrem eigenen Kalender und dementsprechend später als wir – duzen wir uns zwar, aber das tat ich seitdem auch mit allen anderen Anwesenden des Abends.

Das Kunlum Hotel hatte erst vor einem Jahr geöffnet, ein Luxushotel mit allen Schikanen und entsprechenden Preisen. Wir lassen uns in die schweren Sessel fallen, bestellen Cocktails, und ich komme endlich dazu, meinen Freunden von der Kaiserschnittentbindung zu erzählen.

»Es war kaum zu glauben, aber die Mutter zeigte keinerlei Schmerzreaktion, als man ihr den Bauch öffnete und das Baby herausholte«, höre ich mich reden und muss auf einmal an meinen Freund Bernd denken, der mir nur wenige Monate zuvor von jener Akupunkturvorlesung, der er in der Uni beiwohnte, ebenso begeistert erzählte wie ich jetzt meinen Zuhörern von der Akupunktur-OP. Keine Frage: Spätestens jetzt hatte mich das Ganze genauso gepackt wie damals ihn.

»Und sie hat tatsächlich keine Medikamente bekommen?«, will Manfred wissen.

»Doch schon, wie ich später erfuhr«, erkläre ich, »aber allein mit Schmerzmitteln lässt sich keine Operation bei vollem Bewusstsein am offenen Bauch durchführen! Das ist unmöglich!«

»Wie funktioniert das denn?«, fragt Manfred. »Wie können die paar Nadeln den Schmerz einer Operation einfach ausschalten?«

Das wüsste ich auch zu gern. Viele Mediziner und Forscher haben sich schon den Kopf darüber zerbrochen, seitdem in den 1970er Jahren die ersten Augenzeugenberichte von Operationen wie derjenigen, der ich heute beiwohnte, die westliche medizinische Welt verwirrten. Einige Theorien wurden aufgestellt oder zu Rate gezogen, um das Phänomen zu erklären, etwa die Gate-Control-Theorie von Ronald Melzack und Patrick Wall aus dem Jahr 1965, wonach die Stimulation durch die Nadeln die unteren Nervenbündel im Nervensystem derart blockiere, dass andere Signale, wie die des Schmerzes bei der OP, überhaupt keine Chance mehr haben, zum Gehirn durchzukommen. Eine andere Theorie geht davon aus, dass die Nadeln die Produktion von Endorphinen ankurbeln, jene vom Körper selbst produzierten Opioide, auch Glückshormone genannt. Sie wirken schmerzhemmend, beruhigend und verschaffen eine wohlig-glückliche Stimmung bis zur Ekstase, womit sie eine vergleichbare Wirkung zeigen wie körperfremde Opiate, etwa Morphium oder Opium. Das Endorphinsystem wird in Notfallsituationen vom Körper aktiviert und sorgt etwa dafür, dass Unfallopfer zunächst keinen Schmerz empfinden. Auch beim Sport, etwa beim Laufen, werden sie ausgeschüttet. Ich kann mir aber nur schwer vorstellen, dass die schmerzstillende Wirkung dieser Endorphine so groß wie eine Narkose sein kann. Dafür habe ich schon zu viele vor Schmerzen schreiende Unfallopfer gesehen.

»Ganz ehrlich, Manfred«, sage ich und schwenke das Glas, so dass die bunte Flüssigkeit darin fast über den Rand schwappt, »ich weiß es nicht. Ich habe keine Ahnung, wie das funktioniert.«

Aber in diesem Moment ist mir das auch gar nicht so wichtig. Muss man denn immer alles so genau verstehen und nachvollziehen, Ursachen und Wirkung immer so genau benennen? Oder ist das nicht eine typisch abendländische Herangehensweise, von der man sich einfach mal lösen sollte, um offener für Phänomene zu werden, die man nicht wissenschaftlich eins zu eins erklären kann? Ich erhebe mein Glas. »Auf dieses Neugeborene, das heute meine Sicht auf die Welt verändert hat!«, sage ich und proste den anderen zu.

Als es Mitternacht ist, müssen wir gehen. Die Bar schließt. Für Peking ist das spät, alle anderen Bars machen schon um 22 Uhr zu. Diese hier ist eine der wenigen Ausnahmen. Doch weil um die Zeit kaum noch jemand unterwegs ist, gibt es leider auch kein Taxi, weder vor dem Hotel, noch auf der Straße davor. Was können wir tun – in der Hotellobby übernachten? Dicke, weiche Sofas stehen dort genug herum. Doch das wollen die Rezeptionisten und Nachtportiers natürlich verhindern. Also diskutieren sie eine Weile aufgeregt miteinander und bedeuten uns, abzuwarten. Eine halbe Stunde später fährt ein Auto vor und ein Mann steigt aus, unser Chauffeur. Der ist offensichtlich noch betrunkener als wir, aber wir haben keine Wahl. Wir steigen ein und können nur hoffen, dass alles gut geht. Zum Glück sind in China ohnehin nicht viele Autos unterwegs, um diese Zeit erst recht nicht, und die Straßen so breit wie Autobahnen. So kann der Fahrer ungehemmt seine Schlangenlinien fahren. Sabine und ich sitzen auf der Rückbank und jedes Mal, wenn der Fahrer das Lenkrad herumreißt, kommen wir uns näher. Ich finde das gar nicht mal so unangenehm. Als wir die Hotellobby nach dieser abenteuerlichen Fahrt erreichen, möchte ich nicht, dass sich unsere Wege hier trennen.

DER PATIENT KLAGT über Magenschmerzen, und meine Hand möchte automatisch seinen Oberbauch abtasten. In nur wenigen Tagen ist mein Kurs vorbei, und mir fällt es immer noch schwer, mich an die chinesische Diagnostik zu gewöhnen. Immer wieder ertappe ich mich dabei, wie ich mich in meine westlichen Methoden flüchte. Immer noch taste ich lieber an der Stelle des Körpers, an der ich die Ursache vermute, statt den Puls, aus dem ich bis heute nicht viel mehr heraushören kann als die Herzfrequenz. Und auch mit den Begrifflichkeiten tue ich mich schwer. Immer wenn von Feuchte, Wind oder Kälte als krankmachende Faktoren die Rede ist, muss ich an die feuchte, zugige Kellerwohnung denken, in der die Menschen natürlich krank werden – und finde das eine zu simple, wenn nicht gar lächerliche Erklärung. Aber natürlich weiß ich inzwischen, dass für die Chinesen der Zustand des Körpers ein Abbild der Beschaffenheit der Natur ist und deswegen mit denselben Bildern und Begrifflichkeiten beschrieben wird. Daher sind die sechs bösartigen Einflüsse, die Krankheiten verursachen können, – auch »Die sechs Übel« genannt – Phänomene des Klimas: Wind, Kälte, Feuchtigkeit, Trockenheit, Hitze und Feuer. Für diese Übel wird der Körper immer dann empfänglich, wenn Yin und Yang aus dem Lot sind und das Abwehr-Qi nicht stark genug ist. Dann kann der bösartige Einfluss tief in den Körper hinein wirken und die einzelnen Organe in Mitleidenschaft ziehen. Das Übel kann aber auch innerlich entstehen. Das ist bei chronischen Krankheiten der Fall, während äußere Einflüsse normalerweise akute Krankheiten verursachen. Wind, zum Beispiel, bedeutet Bewegung und schnelle Veränderung. Als äußerer Einfluss verursacht er unter anderem Fieber, plötzliche Kopfschmerzen, Kratzen im Hals; als innerer zum Beispiel Ohrensausen, Zittern, Benommenheit. Kälte hingegen behindert die natürliche Bewegung, in dem sie alles zusammenzieht. So kann Kälte etwa in den Meridianen die Zirkulation von Blut und Qi blockieren. Und Feuchtigkeit macht den Körper schwer und träge. Es gibt Krankheiten, die heißen »Der Mann steigt auf den Berg und zieht sich aus« – bei einer bestimmten Form von Geisteskrankheit – oder: »Rennendes Ferkel Qi« – bei einer Unterbaucherkrankung, die zum Teil mit Durchfall einhergeht. So poetisch und unterhaltsam das auch klingen mag, mir sind meine lateinischen Begriffe lieber. Keine Frage, der westliche Mediziner steckt tief in mir drin und überlässt dem chinesischen nur ungern sein Revier.

Mit den Akupunkturpunkten und der Akupunktur an sich komme ich dagegen sehr gut klar. Das liegt sicher auch daran, dass sie meine praktische Ader ansprechen und es hierzu ganz genaue Anleitungen gibt, kein Wenn und Aber. Leber 9 liegt nun mal vier *Cun* oberhalb des Kniegelenks in der Muskeldelle vor dem Oberschenkelknochen und Niere 15 einen *Cun* unterhalb des Nabels und einen halben *Cun* neben der Mitte. Mir fällt es immer leichter, die Punkte zu lokalisieren und zu treffen. Und die Versuchung ist groß, es einfach dabei zu belassen. Es würde ja reichen, die wichtigsten Punkte zu lernen und zu wissen, wann man sie stechen muss. Vielen Patienten, bei denen die Krankheit – zumindest nach westlicher Diagnose – klar ist, wäre damit schon geholfen. Genau so arbeiten die Akupunkturärzte und akupunktierenden Heilpraktiker in Deutschland. Sie haben eine Liste mit den wichtigsten Punkten samt der Symptome, bei denen sie helfen, und die arbeiten sie einfach ab, wenn ein Patient mit den entsprechenden Leiden kommt. Da muss ich mir nichts vormachen: Für den Anfang wird mir auch nicht viel anderes übrig bleiben. Ich werde eine ganze Weile brauchen, bis ich wirklich die Akupunktur so praktizieren kann, wie sie in China gehandhabt wird – nämlich ganzheitlich. Hier geht es nicht darum, einfach nur die Magenschmerzen zu behandeln, sondern das innere Gleichgewicht wiederherzustellen, damit sich die Ursachen, oft psychischer Natur, nicht andere Wege bahnen, anders blockieren und überhaupt: wiederkehren.

Ich fasse dem Patienten also nicht auf den Bauch, sondern an den Puls. Wieder einmal taste ich am Unterarm herum, ohne auch nur die leiseste Hoffnung zu hegen, irgendetwas anderes herauszuhören als die Herzfrequenz. Bisher ist es mir kein einziges Mal gelungen, die einzelnen Organe jedes für sich herauszuhören. Doch heute glaube ich, zumindest ein paar Qualitäten zu erspüren. Demnach müsste es sich hier eher um einen tiefen und straffen Puls handeln. Der Lehrer nickt und bestätigt meine vorsichtig vorgetragene Vermutung. Dann schaue ich auf die Zunge. Sie ist blass und hat einen leichten weißen Belag. Ich frage den Patienten nach der Art der Schmerzen und was er dagegen getan hat. Plötzlich und heftig seien sie gekommen, übersetzt der Dolmetscher. Wärme würde helfen, Kälte mache es nur noch schlimmer. Ich schaue den Professor an, der schon weiß, was mit dem Patienten los ist: »Kälte blockiert den Bauch«, sagt er. Ich als europäischer Arzt würde hingegen sagen, der Patient leidet an Gastroenteritis.

Der Professor zückt die Nadeln, und ich möchte mich gerade darauf konzentrieren, welche Punkte er aussucht, als ein Patient, der auf der Pritsche am anderen Ende des Raums sitzt, in meine Richtung winkt und dem chinesischen Arzt, der vor ihm steht, irgendetwas zu verstehen gibt. Ich trete näher und der chinesische Arzt einen Schritt zurück. »Er hat gesagt, er möchte von Ihnen behandelt werden, von dem Deutschen«, sagt der Arzt auf Englisch, »sie haben ihm doch gestern den Schädel-Punkt auf dem Hinterkopf gestochen. Er meint, Sie hätten das sehr gut gemacht.«

AM 17. JANUAR ist der Tag der Abreise gekommen. Der mir inzwischen schon so vertraute Bus bringt uns zum Flughafen und ich schaue ein letztes Mal durch die trüben Fenster auf die immer noch unwirklich scheinende Stadt. Was habe ich gelernt in diesen Tagen und Wochen? Was nehme ich mit nach Deutschland? Weniger das große Wissen, als vielmehr Faszination. Und den festen Willen, meine frisch erworbenen Kenntnisse über die Traditionelle Chinesische Medizin im Selbststudium in Deutschland sowie in weiteren Kursen hier in China zu vertiefen und schnell auch selbst anzuwenden. Was ich dazu ganz praktisch im Gepäck habe: eine Menge Bücher, die ich mir in den kleinen Läden rund um den Campus im Laufe der Zeit besorgte – was nicht so einfach war. Schließlich kann man ein Buch, das man gern hätte, nicht einfach so bestellen, geschweige denn hoffen, dass es vorrätig sei. In China funktioniert alles nach Planwirtschaft. Gibt es das bestimmte Buch nicht, würde das auch erst einmal eine Weile so bleiben. Also klapperte ich regelmäßig die vielen kleinen Lädchen und Antiquitätengeschäfte ab auf der Suche nach brauchbarer Lektüre. Ich war recht erfolgreich damit, mein Gepäck ist bei Weitem schwerer als auf dem Hinweg. Ebenfalls im Koffer: eine Kalligrafie, handgemalt von Professor Zheng. In China hat die Kunst des »Schönschreibens« von Hand – mit Federkiel oder Pinsel – immer noch einen hohen Stellenwert im gesellschaftlichen Leben. Es ist eine große Ehre, eine Kalligrafie als Geschenk zu bekommen, noch dazu von einer so angesehenen Person wie Professor Zheng. Natürlich konnte keiner von uns lesen, was uns der Lehrer mit auf den Weg gab. Auch der Übersetzer brauchte eine Weile, bis er die Schriftzeichen zu entziffern vermochte. Bei einer Kalligrafie kommt es ja weniger auf Lesbarkeit und mehr auf Ästhetik an, wird das fertige Werk doch eher als Bild, denn als Text gesehen. Doch nach einigen Minuten angestrengten Studiums der Schriftzeichen hellte sich die Miene des Dolmetschers auf und er verkündete uns Zhengs geschriebene Botschaft: Wir sollen das in China erworbene Wissen um die alte, traditionelle Medizin hinaustragen in die Welt, hatte unser Lehrer so kunst- wie schwungvoll auf das Papier geschrieben, das er uns mitgab.

AM CHECK-IN-SCHALTER steht Sabine neben mir. Wir schieben gleichzeitig unsere Pässe über den Tresen. Natürlich möchten wir auf dem Rückflug nebeneinander sitzen. Überhaupt: Am liebsten wäre mir, wenn Sabine ab jetzt immer und überall an meiner Seite ist. Ich muss an den Hinflug denken und schmunzeln. Wie spinnefeind wir uns doch am Anfang waren, dann diese Geschichte mit Alois und dem Affenhirn. Zwanzig Tage ist das her. Wie viel war doch in dieser Zeit geschehen. Damals hätte ich vieles gegeben, um nicht neben dieser Frau zu sitzen. Heute finde ich allein den Gedanken unerträglich, sie würde nicht an meiner Seite sein, sondern ein, zwei Sitze, oder, schlimmer noch, Reihen weiter ihren Platz haben.

»Es ist wie in eine dieser klassischen Liebesgeschichten«, bemerkt Sabine, »Mann trifft Frau. Am Anfang können sie sich nicht ausstehen, hassen sich vielleicht sogar, bis dann irgendetwas passiert, was sie einander näher bringt. Auf einmal sehen sie sich mit anderen Augen, umschwärmen sich, verlieben sich. Na, und am Ende sind sie das Traumpaar.«

Halb Hollywood basiert auf diesem Prinzip und die ganze Branche der Groschenromane. Und jetzt wohl auch unsere Geschichte, die von Sabine und Günter.

Nur ist das Happy End noch lange nicht in Sicht. Sabine hat daheim einen Freund. Ich habe daheim eine Frau und zwei Kinder, das jüngste ist erst seit wenigen Monaten auf der Welt. Auch meine zweite Ehe ist zwar schon lange gescheitert, aber den Schritt einer Trennung zu gehen, habe ich bisher nicht geschafft. Der Gedanke an meine Töchter hat ihn mir bisher unmöglich erscheinen lassen. In den letzten Tagen hatten wir das alles ausgeblendet. Unser altes Leben in Deutschland – es war sehr weit weg. Doch jetzt können wir die Augen nicht mehr vor der Realität verschließen. Wir sind auf dem Weg zurück und wir wissen genau, was uns dort erwartet: sämtliche Verpflichtungen, klärende Gespräche, Tränen, Krisen. Auf dem Weg durch die Sicherheitskontrollen zum Boarding verlangsamen sich unsere Schritte. Die anderen aus unserer Gruppe haben die Kontrollen schon lange passiert. Aber uns scheint eine unsichtbare Macht zurückhalten zu wollen. Die Schritte fallen uns so schwer, als müssten wir gegen eine magnetische Kraft ankämpfen.

**VIEL ZU SCHNELL** verging der Flug. Am liebsten wären wir oben geblieben. Über den Wolken, da, wo wir mit unseren Gefühlen füreinander hingehörten. Immerhin, nach der Landung mussten wir uns nicht sofort voneinander trennen. Uns blieb noch die Zugfahrt von Frankfurt nach Hannover. Drei zusätzliche Stunden Zweisamkeit. Doch was sind drei Stunden, wenn man verliebt ist? Den Glücklichen schlägt keine Stunde, heißt es. Kein Wunder, vergehen die Stunden doch so schnell wie Minuten, da kommt keine Uhr mit ihren Schlägen nach. Einfach die Zeit anhalten, das wäre es jetzt.

Die Zeit hält zwar nicht an, aber dafür der Zug. Wir sind kurz vor dem Hauptbahnhof von Göttingen, auf einmal bremst die Bahn, eine Vollbremsung – sofern diese auf Schienen möglich ist. Mir stockt der Atem. Wie immer in so einem Fall denke ich zuerst das Schlimmste: dass sich jemand vor den Zug geworfen hat, ein Selbstmörder. Und dann müsste ich schnell vor Ort sein, wenn nicht schon alle Hilfe zu spät ist, was bei dieser Art von Freitod leider die Regel ist. Ich springe also auf und schaue, ob ein Arzt gefragt ist. Die Schaffnerin kommt mir im Gang entgegen.

»Was ist passiert? Kann ich helfen, ich bin Arzt?«, frage ich sie, auf so ziemlich alles gefasst.

Doch die Frau winkt ab. Dann erzählt sie mir, was los ist. Es sind tatsächlich Menschen auf den Schienen vor uns, aber keine lebensmüden Selbstmörder, sondern Demonstranten. Einige tausend Schüler und Studenten haben den Bahnhof blockiert. Sie demonstrieren gegen den Golfkrieg, der am Tag zuvor begonnen hatte. Am frühen Abend des 16. Januar – mitten in der Nacht nach der Ortszeit im Irak – begann die Operation Wüstensturm, seitdem fliegen die Koalitionsstreitkräfte mit über 750 Kampfflugzeugen und Bombern ununterbrochen auf Ziele in dem Land, das Saddam Hussein regiert. In ganz Deutschland gehen die Leute auf die Straße, um gegen den Krieg zu protestieren. Die Angst vor einem weiteren Weltkrieg treibt sie raus. Mir fällt es plötzlich wie Schuppen von den Augen. Wir hatten nur wenig mitbekommen in China, die Nachrichten waren auf Chinesisch und ohnehin zensiert. Manchmal hatten wir Zeitungen auf Englisch kaufen können und so die Weltlage ein wenig verfolgt und auch gehört, dass es Krieg geben sollte. Aber in meinem Bewusstsein war diese Information noch gar nicht richtig angekommen.

Ich gehe zurück zu Sabine und erzähle ihr, was zu dem Stillstand des Zuges geführt hat.

»Was meinst du, wie lange wird das hier dauern?«, fragt sie mich.

Ich zucke die Achseln. »Das kommt ganz darauf an, wie sich die Polizei verhält. Wenn die eingreift, kann es sehr schnell weitergehen.«

»Und wenn nicht?«

»Bleiben wir hier für immer.«

»Dann soll die Polizei am besten gleich wieder abrücken«, sagt Sabine und legt meinen Arm um ihre Schultern, da, wo er lag, bevor ich aufgesprungen war. Das wäre ohnehin besser, denke ich. Wenn die Polizei eingreift, dürfte es einige Verletzte geben. Was für eine traurige Botschaft das wäre: eine Friedensdemonstration, die gewaltsam beendet wird. Sogleich muss ich an den Platz des Himmlischen Friedens denken und die Ereignisse dort.

Draußen vor dem Fenster sieht man nun auch einige der Demonstranten. Sie laufen den Zug entlang, schwenken Plakate, rufen Parolen, junge Menschen, die das Leben noch vor sich haben und zum ersten Mal mit der Tatsache eines Krieges konfrontiert werden. »Make Love not War« steht auf dem Transparent, das gerade an unserem Fenster vorbeigetragen wird, in knubbeligen, knallbunten Buchstaben wie direkt aus der Flowerpower-Zeit – ein wahrer Eye-Catcher. Mein Blick bleibt für eine Weile bei dem englischen Wort Love hängen. Dann schaue ich Sabine an. Ja, das war es wohl: Liebe.

Drei Stunden hat der Krieg uns Liebenden schließlich geschenkt. Dann löste die Polizei die Blockade unter dem Einsatz von Schlagstöcken auf.

ZWEITER TEIL

# Wieder auf der Erde

# 4 Erste Patienten

ZURÜCK IN MEINER Praxis habe ich das Gefühl, von einem fremden Planeten nach Hause gekommen zu sein. So fremd ist der Eindruck, den China und seine Medizin bei mir hinterlassen haben. Auf einmal frage ich mich allen Ernstes, ob das, was ich da gesehen habe und was dort zweifellos Wirkung gezeigt hat, überhaupt in Deutschland, hier in Hannover, funktionieren kann. Vielleicht hat diese ganze Nadelei ja mehr als vermutet mit Energien zu tun, vielleicht auch mit der des Standorts? Wenn ich in China erfolgreich eine Nadel gesetzt habe, heißt das nicht, dass dieselbe Nadel genauso gesetzt auch hier in Deutschland wirkt. Vielleicht haben die Chinesen ein bestimmtes Enzym, das sie empfänglich macht für diese Art der Medizin, so wie den meisten von ihnen beispielsweise das Enzym fehlt, das dem Körper hilft, Alkohol abzubauen. Während bei uns Deutschen das so genannte Acetaldehyddehydrogenase, kurz: AlDH, den durch Alkohol entstehenden toxischen Stoff Acetaldehyd relativ schnell in harmloses Acetat verwandelt, passiert das bei 56 Prozent der Chinesen einfach nicht. Die Folge: Ihr Körper akkumuliert das Gift, sie bekommen einen roten Kopf und fangen an, furchtbar zu schwitzen. Was, wenn meine deutschen Patienten ähnlich auf meine Nadeln reagieren, einfach weil ihnen da auch ein Enzym fehlt?

Alles Grübeln und Bangen nutzt nichts, ich muss so schnell wie möglich ausprobieren, ob ich in China tatsächlich etwas gelernt habe – und ob es hier funktioniert. Doch an wem? An meinen Patienten während der üblichen Praxiszeiten und zu normalen Kassensätzen? Das wäre nicht fair, schließlich bin ich nach zwanzig Tagen in China noch kein wirklich ausgebildeter Akupunkturarzt. Ich brauche Freiwillige, die ich außerhalb meiner normalen Sprechstunden behandele. Und Geld kann ich auch nicht dafür nehmen. Also frage ich die Patienten, die in dieser Woche zu mir in die Praxis kommen, ob sie meine Versuchskaninchen spielen wollen. Ich würde sie kostenlos behandeln, könne dafür aber keine Garantie geben, dass das, was ich mit ihnen tue, irgendeine Wirkung zeigen wird. Natürlich suche ich mir Patienten mit Krankheiten aus, die ich nach der kurzen Ausbildung oder mit Hilfe meiner Lehrbücher behandeln kann: Rückenschmerzen, Ischias, Probleme mit dem Knie, Probleme mit der Schulter. An die großen, komplizierten Krankheiten wage ich mich vorerst nicht.

Ich habe Glück, meine Patienten sind so neugierig wie ich und kommen gern am Wochenende zu mir in die Praxis. Ich habe zehn Freiwillige am Samstag und zehn am Sonntag – und plötzlich reichlich Lampenfieber. Ich würde allein akupunktieren, geht es mir durch den Kopf, ohne meine Lehrer im Rücken wie in China, wo ich jederzeit jemanden um Rat fragen konnte. Ich würde also völlig auf mich selbst gestellt sein: bei der Erarbeitung der Strategie sowie beim Nadelsetzen. Der Gedanke lässt mir den kalten Schweiß ausbrechen. Wenn schon nicht auf humanen, so will ich doch zumindest auf technischen Support setzen können. Also besorge ich mir Punktsuchgeräte in verschiedenen Varianten. Die sehen in etwa so aus wie ein Kugelschreiber und messen den Hautwiderstand. Da, wo er geringer ist, ist der Akupunkturpunkt. Ich probiere die Geräte an meinem eigenen Körper aus und visiere mit der Spitze die mir bekannten Punkte an. Tatsächlich: Dort, wo laut Lehrbuch Lunge 6 liegt – nämlich am Unterarm, fünf Cun hinter der Ellenbogenfalte und sieben Cun über der Handgelenksfalte, direkt in der Muskeldelle – leuchtet die Anzeige des Geräts auf und es piept. Ich bin erleichtert: Die Punkte sitzen schon mal an der gleichen Stelle wie in China. Warum sollte das Stechen dieser Punkte dann nicht auch hier wirken?

Den gesamten Freitagabend verbringe ich damit, mich auf meine Patienten vorzubereiten. Ich weiß, warum sie zu mir kommen, und kann schon im Vorfeld meine Behandlungsstrategien erarbeiten. Für jeden Patienten male ich mir Strichmännchen auf und zeichne die entsprechenden Meridiane und Punkte ein. Ein bisschen erinnert mich das an meine Schulzeit, als wir im Erdkundeunterricht in unvollständige Landkarten, wo nur die Umrisse der Länder eingezeichnet waren, die wichtigsten Flüsse und Städte eintragen und benennen sollten. Und es hat tatsächlich etwas von Landkarten, was ich da für jeden einzelnen Patienten anfertige. Zusammengenommen ergeben sie eine völlig neue, für mich noch ziemlich fremde Welt.

DIE ERSTE PATIENTIN kommt wegen ihrer Rückenschmerzen. Zunächst steche ich auf ihrem Rücken den so genannten Neunerblock. Den habe ich bei Professor Zheng gelernt. Dabei werden neun bestimmte Akupunkturpunkte auf dem Rücken kurz gestochen. Die Nadeln verbleiben nicht im Körper. Es wird im Prinzip nur eben gepiekst. Dieser Neunerblock dient der Stimulation von Yin und Yang, eine Art Vorbereitung des Körpers auf die nun folgende Behandlung. Ich habe das Stechen dieser neun Punkte in China oft geübt. Ich weiß, wo sie liegen, und ich kann sie relativ schnell ausfindig machen. Es gibt mir eine gewisse Sicherheit – ein Ritual, mit dem jede Behandlung beginnt und das ich schon einigermaßen gut beherrsche. Allerdings bin ich noch sehr langsam, wenn ich daran denke, wie schnell Professor Zheng den Neunerblock abarbeitet. Zwischen seiner und meiner Nadelarbeit liegen Welten – in etwa so viele wie zwischen einem Ferrari und einem Trabi auf der Autobahn. Aber meine Patientin ist geduldig. Und ich will es mit mir auch sein.

Schließlich bitte ich die Patientin, sich auf den Rücken zu legen, und beginne mit der eigentlichen Behandlung. Ich steche die typischen Rückenschmerz-Punkte Ren 6, Dickdarm 10 und Harnblase 60, und zusätzlich noch Niere 3 und Leber 3. Ich brauche in etwa eine halbe Stunde, bis ich alle Nadeln gesetzt habe. Dann lasse ich die Patientin allein. Rund zwanzig Minuten sollen die Nadeln stecken. Als ich nach Ablauf der Zeit zurück in den Raum komme, wirkt die Frau sehr entspannt. Sie sei sogar eingeschlafen, erzählt sie. Ich muss lächeln, zumindest ein Entspannungseffekt ist zu verbuchen.

Dann fange ich an, die Nadeln zu entfernen – eine schnöde Routine, könnte man meinen. Doch tatsächlich ist das Abnadeln eine sehr spannende Angelegenheit, zeigt sich hierbei bereits, inwieweit die Nadeln wirken. In China habe ich das aus diesem Grund sehr gern getan. Manche Nadeln sind mir dabei regelrecht entgegen gesprungen, die musste ich nur kurz antippen, schon hatte ich sie zwischen den Fingern. Andere musste ich richtig herausziehen, so fest steckten sie. Bei einigen hatten sich gleich nach dem Einstechen rote Höfe um die Nadel gebildet. Und zuweilen blutete es auch. Blutungen sind in der chinesischen Medizin immer etwas Positives. Auch das musste ich erst lernen. In der Schulmedizin ist es ein schlechtes Zeichen, wenn es blutet, heißt das doch, dass etwas kaputt gegangen oder mit den Funktionen im Körper nicht in Ordnung ist. Wenn es bei der Akupunktur blutet, ist das nicht nur ein gutes Zeichen, sondern grenzt nahezu an ein Wunder. Die Nadeln sind extrem dünn, sie verfügen über einen Durchmesser von etwa 0,16 bis

0,22 Millimeter. Das Einstichloch, das sie erzeugen, ist winzig und misst vielleicht zweitausendstel Millimeter. Wenn es aus so einem kleinen Loch wirklich blutet, muss da genügend Druck hinter sein, was bedeutet, dass die Energie an dem gestochenen Punkt extrem hoch ist, man also wörtlich einen »wunden Punkt getroffen hat«. Wenn die Akupunktur nun auch bei mir in Deutschland wirken sollte, so meine Überlegung, müsste ich also jetzt schon erste Hinweise bekommen. Und tatsächlich: Manche Nadeln flutschen mir förmlich entgegen. Aus einem der Löcher blutet es sogar leicht. So bin ich sehr zuversichtlich, als mich die Patientin fragt: »Und? Meinen Sie, es hat geklappt?«

»Davon gehe ich aus!«, sage ich fröhlich und entsorge die Einwegnadeln in meinem Abfalleimer.

»Und wann sind die Rückenschmerzen weg?«

»Das kann ich leider nicht sagen. Es ist nicht vorhersehbar, wann der Effekt eintritt. Das kann nach drei Sekunden sein oder nach drei Monaten. Manchmal dauert es Jahre, manchmal schlägt die Behandlung auch überhaupt nicht an.«

Die Patientin scheint meine Antwort nicht zufrieden zu stellen, sie wirkt fast resigniert. Also hole ich weiter aus: »Wissen Sie, was mir mein Lehrer in China immer gesagt hat? Ich war genauso ungeduldig wie Sie und wollte klare Antworten, wann denn nun mit einem Heilungserfolg zu rechnen ist. Da sagte er zu mir: Das einzige, was wir Akupunkturärzte machen, ist den Patienten auf einen Weg der Heilung zu bringen. *Tao*, sagte er, *Tao* heißt Weg. Wie schnell er ihn erfolgreich geht, hängt von vielen Faktoren ab, die wir als Ärzte oft kaum beeinflussen können.«

»Wir sind also am Anfang eines Weges, von dem wir nicht wissen, wie lang er sein wird?«, schlussfolgert die Patientin.

»Genau so ist es.«

»Gut«, sagt die Frau, »dann werde ich geduldig sein!«

»Das ist das Beste, was Sie machen können!«

**MEINE ERSTE PATIENTIN** verlässt den Raum, und ich fühle mich schon fast wie ein richtiger Akupunktur-Arzt. Als am Abend der letzte Patient die Tür hinter sich schließt, stelle ich fest, über den Tag hinweg schon richtig Routine entwickelt zu haben. Doch als das Wochenende vorbei ist, fehlt es mir genau an dem, was ich meinen Patienten wärmstens empfohlen habe, aufzubringen: Geduld! Am liebsten würde ich umgehend bei allen zwanzig Patienten anrufen und fragen, ob sich schon ein Effekt eingestellt hat. Natürlich ist das Unsinn. Genauso wie es Unsinn ist, dem kommenden Wochenende entgegenzufiebern, um von den ersten Reaktionen zu hören. Aber ich kann nicht anders. Ich möchte so gern wissen, ob es irgendetwas gebracht hat – meine Ausbildung in China und meine ersten Akupunkturversuche in Deutschland.

Als das nächste Wochenende schließlich da ist, nehme ich mir fest vor, nicht enttäuscht zu sein, wenn niemand auch nur einen einzigen Effekt verspürt hat. Ich versuche also, meine eigenen Erwartungen herunterzuschrauben, so wie es auch meine Patienten tun sollten. Umso überraschter bin ich, als mich gleich die erste Patientin mit leuchtenden Augen begrüßt. Ihre Rückenschmerzen seien tatsächlich besser geworden. Ein anderer sagt, dass das Knie nicht mehr so große Probleme bereitet, obwohl es natürlich noch weh tut, wenn er mit dem Bein auftritt. Und eine dritte hatte tatsächlich keine Schmerzen mehr in der Schulter. Natürlich haben einige auch noch gar keine Effekte gespürt. Aber das ist normal. Manche Wege sind einfach länger.

**NACHDEM ICH MICH** an diesen ersten Wochenenden habe überzeugen können, dass die Akupunktur auch in Deutschland wirkt und ich sie schon einigermaßen gut anwenden kann, biete ich sie ganz regulär in meiner Praxis während der allgemeinmedizinischen Sprechstunden an. Außerdem richte ich eine zusätzliche

Sprechstunde am Samstag ein. Sabine übernimmt dabei die Schwesternpflichten wie Patientenaufnahme und Abrechnung. Unter der Woche arbeitet sie in einer Praxis für Ambulanten Drogenentzug. Sie hat diesen Job angefangen, um den Praxisalltag kennenzulernen. Geplant ist, dass sie in naher Zukunft ganz bei mir mit einsteigt. Für Akupunkturbehandlungen berechne ich inzwischen 30 DM. Der normale, auch von Heilpraktikern genommene Satz von 80 DM erscheint mir für meine Arbeit immer noch zu hoch. Zu sehr fühle ich mich noch als Azubi. Außerdem muss ich an meine Klientel denken. Meine Praxis liegt in einem eher proletarisch geprägten Stadtviertel. Viele Arbeiter wohnen hier, der Anteil an Privatpatienten ist minimal. Sind drei Behandlungen notwendig, muss der Patient 90 DM zahlen, bei sechs sind es schon 180 DM – für viele ist das eine schöne Stange Geld.

»30 DM?« Die Dame, die gerade am Empfangstresen bei Sabine bezahlen möchte, winkt mit einer theatralischen Geste ab, »das ist doch lächerlich!« Dann knallt sie einen 1000-DM-Schein auf den Tisch. Sabine starrt ihn an wie die blaue Mauritius oder wie man etwas anschaut, was man noch nie zuvor gesehen hat und von dem man glaubte, es auch nie in seinem Leben jemals zu Gesicht zu bekommen. Dann stammelt sie: »Ich kann das unmöglich rausgeben!«

»Das sollen Sie auch gar nicht, meine Liebe, das ist mir die Behandlung bei Ihrem Herrn Doktor wert! Und zwar jede einzelne dieser 1000 Mark!«

Dann tippt die Patientin mit ihrem Zeigefinger auf ihr Gesicht: »Schauen Sie mich an! Vor ein paar Wochen hatte ich eine Gesichtsnervenlähmung. Ich sah aus wie ein Monster. Mein Augenlid hing herunter. Mein Mund war schief. Ich konnte nicht verständlich sprechen, zumindest nicht, ohne zu sabbern. Ich war eine optische Zumutung für mein ganzes Umfeld. Und dann ist auch noch nächste Woche die Geschäftseröffnung meines Mannes. Stellen Sie sich vor, ich an seiner Seite mit einem Gesicht wie Frankenstein. Ich war schon bei allen Ärzten, und keiner konnte mir helfen. Bis mir dann einer den Tipp gab, ich solle es mal hier versuchen. Dreimal hat mich Ihr Herr Doktor behandelt. Es war kein Spaziergang, das kann ich Ihnen sagen, an manchen Stellen hat es höllisch weh getan. Aber sehen Sie selbst, was es gebracht hat.«

Dann lächelt die Frau über das ganze Gesicht und zwinkert Sabine erst mit dem einen, dann mit dem anderen Auge zu. Von einer Lähmung keine Spur.

»Aber wir haben unsere Sätze, ich kann so viel Geld nicht annehmen!«, versucht Sabine es noch einmal.

»Dann stecken Sie es in die Kaffeekasse!«

»In die Kaffeekasse? Aber das wäre dann ja ein Trinkgeld von«, Sabine hält inne und schaut kurz zur Decke als stünde da die Antwort, nach der sie sucht, dann platzt es aus ihr heraus: »3333,33 Prozent!«

Sabine hat ihre Ausbildung in der Buchhaltung gemacht, das steckt offensichtlich tief in ihr drin. Doch die Dame interessieren keine Zahlenspiele, sie hat schon ihren Mantel an und ist zur Tür hinaus. Als ich zu Sabine an den Tresen trete, ist sie verschwunden und der 1000-DM-Schein noch da.

»Was machen wir nun damit?«, fragt sie mich und wirkt etwas hilflos. Ich nehme den Schein in die Hand und wiege ihn wie eine Trophäe oder vielmehr wie eine Siegerprämie. Ich habe es tatsächlich geschafft. Ich habe Erfolge mit Akupunktur, von denen ich vor wenigen Monaten kaum zu träumen wagte. Wie fassungslos saß ich doch in China vor der alten Frau, deren Gesichtslähmung binnen weniger Tage kuriert war. Wie hatte ich die Ärzte bewundert, die allein mit ein paar Nadeln vermögen, eine Krankheit zu heilen, bei der wir in Europa in der Regel nur ratlos mit den Schultern zucken. Und jetzt habe ich es selbst geschafft: Ich habe eine Gesichtslähmung geheilt, allein durch richtig platzierte Nadeln. Es ist unglaublich.

»Wie soll ich das denn nun verbuchen?« Sabine hat mir den Geldschein aus der Hand geschnappt und wedelt damit vor meinen Augen herum, um mich aus meinen Gedanken zu reißen.

»Als großartigen Erfolg«, sage ich und zwinkere ihr zu. Dann werde ich ernst: »Das wird gar nicht verbucht. Wir überweisen der Frau das Geld zurück auf ihr Konto.«

ES HAT SICH schnell herumgesprochen, dass ich in meiner Praxis Akupunktur anbiete und auch gute Ergebnisse damit erziele. Ich hatte zuvor schon einen gewissen Ruf als »Naturarzt«, weil ich offen gegenüber alternativen Heilmethoden und Medikamenten war. Allein deswegen nahmen manche Menschen weitere Wege in Kauf, um sich von mir behandeln zu lassen. Bislang versorgte ich Patienten aus einem Umkreis von circa fünfzehn Kilometern, doch nun kommen die Patienten plötzlich aus einem Umkreis von mehr als fünfzig Kilometern, um von mir genadelt zu werden. Für mich bietet sich damit die Chance, immer mehr Erfahrungen in der Akupunktur zu sammeln – zumal ich immer öfter auch mit Krankheiten konfrontiert werde, bei denen ich als Schulmediziner schnell an meine Grenzen gerate, mit der Akupunktur aber noch einiges versuchen kann. Wie zum Beispiel in dem Fall der Patientin mit einem *Angioneurotischen Ödem*. Hierbei handelt es sich um eine starke Flüssigkeitsansammlung, die zu Schwellungen von Haut und Schleimhäuten führt. Bei meiner Patientin war die Unterlippe extrem geschwollen, seit Wochen hielt das schon an. Sie konnte nur noch Flüssignahrung zu sich nehmen und war entsetzlich entstellt. Ich habe sie dreimal behandelt, dann war das Ödem weg.

90 DM stellte ich der Patientin dafür in Rechnung, die diese bei ihrer Krankenkasse einreichte. Doch die Sachbearbeiter wollten die Summe nicht ohne Weiteres begleichen. Schließlich wurde mit Akupunktur behandelt, das war nicht vorgesehen. Die

asiatische Nadelmethode kannte man bisher doch vor allem aus der Schmerztherapie, aber dass sie auch bei Ödemen helfen soll, war den Krankenkassenmitarbeitern neu. Also wurde die Rechnung dem medizinischen Dienst vorgelegt, der ein Gutachten in Auftrag gab. Dieses Gutachten kostete der Kasse etwa 180 DM, also doppelt so viel wie meine Behandlung, und kam zu folgendem Ergebnis: Es sei nicht erwiesen, dass Akupunktur bei dieser Krankheit helfe, es gebe keine klinischen Studien, keine Beweise, folglich könne die Heilung nicht durch meine Nadeln verursacht worden sein. Offenbar wurde auch die Heilung an sich in Frage gestellt, denn man empfiehlt der Patientin ein pharmakologisches Präparat, um ihr Ödem zu behandeln. Das Medikament war in Deutschland noch nicht erhältlich, dafür aber im Ausland.

Ich hielt das Gutachten und den Brief der Krankenkasse, die mir die Patientin ratlos vorbeigebracht hatte, in den Händen und verstand die Welt nicht mehr. Zum einen war die Frau doch bereits geheilt und brauchte keine weitere Behandlung: Das Ödem war, wie selbst jeder sehen konnte, der es beruflich noch nicht zum Gutachter geschafft hatte, verschwunden. Zum anderen wurde hier ein Medikament empfohlen, das auf dem deutschen Markt noch gar nicht zugelassen und folglich noch nicht ausreichend getestet worden war. Diese risikoreiche Therapie zog man ganz offenbar meiner schonenden Akupunkturbehandlung vor. Man war sogar bereit, dieses Medikament zu besorgen und zu bezahlen – was bei solch exotischen Präparaten recht kostspielig sein kann. Ich schleuderte die Papiere auf den Schreibtisch und war fassungslos: Warum können die Sachbearbeiter bei der Krankenkasse, welche die Schwere des Leidens zweifellos erfasst haben müssen, nicht einfach froh darüber sein, dass da jemand das Problem für magere 90 DM aus der Welt geschafft hat?

JE MEHR PATIENTEN ich behandelte und je tiefer ich mich über mein Selbststudium in die Materie einarbeitete, desto routinierter wurde ich und desto mehr machte ich mein eigenes Ding. Ich entwickelte mit der Zeit meine ganz eigene Methode der Akupunktur.

Von Anfang an habe ich in Deutschland einiges anders gemacht als meine Professoren in China. Das fing schon bei den Nadeln an. In China wurden Mehrwegnadeln benutzt. Einmal konnte ich beobachten, wie zwei Professoren am Abend, nachdem der letzte Patient gegangen war, sämtliche Nadeln, die im Laufe des Tages verwendet wurden, per Hand desinfizierten. Es müssen einige Tausend gewesen sein. Was für eine mühsame und langweilige Arbeit – verrichtet von hoch qualifiziertem Personal, nicht von Schwestern oder Assistenten. Ich schaute mir das eine Weile verwundert an, dann verstand ich: Die Nadel hat in China einen hohen Wert, sie war nicht einfach nur ein Arbeitsinstrument, ein dünnes Ding aus Metall. Sie war weit mehr. Deswegen überließ man sie auch nicht einfach so dem minder qualifizierten Krankenhauspersonal. Wie sorgsam die beiden Professoren mit den Nadeln umgingen, erinnerte mich an einen Skispringer, der seine Ski auch selbst wachst, bevor er springt – und der diese Aufgabe um nichts in der Welt dem Trainer oder sonst wem anvertrauen würde.

Mir ist schnell klar geworden, dass ich keine Mehrwegnadeln verwenden würde – nicht, weil ich mir die mühsame Säuberung am Tagesende ersparen will, sondern aufgrund der Infektionsgefahr. Ich möchte nicht, dass später irgendwer zu mir kommt und sagt, er habe sich über meine Nadeln mit irgendeiner übertragbaren Krankheit infiziert. Mit Einwegnadeln stehe ich auf der sicheren Seite, da kann mir niemand unterstellen, ich hätte die Nadeln vielleicht nicht genügend sterilisiert. Worauf ich inzwischen auch verzichte, ist die Moxibustion mit Beifuß. Stattdessen habe ich mir spezielle Wärmelampen, TDP-Lampen, besorgt und sie an die Seiten meiner Behandlungsliegen installiert. Wenn ich bei meinen Patienten die Nadeln platziert habe und sie zwanzig Minuten ruhen müssen, schalte ich sie an. TDP bedeutet *Teding Diancibo Pu*, was wiederum so viel heißt wie »besonderes elektromagnetisches Spektrum«. Erfunden wurde die TDP-Lampe im Jahr 1978 vom *Chongqing Silicate Research Institute* in China – nachdem eine Forschergruppe von der chinesischen Regierung den Auftrag erhalten hatte, herauszufinden, warum in einer Ziegelbrennerei in Südchina die Arbeiter trotz extrem schlechter Arbeitsbedingungen kerngesund waren und sogar eine höhere Lebenserwartung aufwiesen als die Durchschnittsbevölkerung in dieser Gegend. Als Ursache für dieses erstaunliche Phänomen wurde schließlich der schwarze Lehm identifiziert, der sich rund um die Brennöfen befand. Darin entdeckte man Spuren von dreiunddreißig verschiedenen Mineralien, die unter Wärme elektromagnetische Wellen aussenden. Auf Basis dieser Erkenntnisse wurde die TDP-Lampe entwickelt. Ihr Herzstück ist eine Wärme liefernde patentierte Keramikplatte, die eben jene in der Fabrik identifizierten dreiunddreißig Mineralien enthält und beim Aufheizen auf 280°C eine angenehme Wärme ausstrahlt. Dadurch wird der Stoffwechsel angeregt und der Transport von Sauerstoff, Nährstoffen und Antikörpern mobilisiert. Der für mich wichtige Effekt in Verbindung mit Akupunktur ist, dass die Lampen die Wirkung der Nadeln erhöhen und den Fluss des Qi verbessern.

Die Meridiane und die Akupunkturpunkte kenne ich inzwischen sehr gut und immer besser. Hatte ich mit ein paar wenigen Punkten begonnen, habe ich nun schon nahezu alle wichtigen Akupunkturpunkte drauf. Es ist ein bisschen wie beim Erlernen einer Fremdsprache. Die einzelnen Punkte sind die Wörter, man muss erst einmal nur wissen, wie sie heißen und wo sie liegen. Das kann man einfach pauken wie Vokabeln. Die Meridiane bilden die Struktur der Sprache, quasi die Grammatik, auch die kann man gut und schnell lernen. Doch alles Wissen nutzt wenig, wenn man die Sprache nicht spricht, nicht in der Praxis anwendet. Erst dadurch lernt man, Vokabeln und Grammatik richtig anzuwenden.

Was mich betrifft, so fühle ich mich noch wie ein Anfänger, der sich aber schon sehr gut verständigen kann, der also erste Erfolge hat, mit dem, was er gelernt hat. Doch wie bei jedem Spracherwerb, so ist auch hier eins von klarem Vorteil: Talent, ein Gefühl für die Sprache, eine gewisse Sprachintelligenz. Manche Menschen haben die, manche nicht. Fallen mir Fremdsprachen in der Regel nicht so leicht, so muss ich in Sachen Akupunktur offenbar eine gewisse Begabung besitzen. Denn mir gelingt es bald, sie immer besser anzuwenden. Manchmal habe ich das Gefühl, es kommt ganz automatisch, so wie einem in einer fremden Sprache auf einmal mühelos die Sätze über die Lippen gehen, man sie selbst in seinem Kopf gar nicht erst zusammensetzen oder großartig überlegen muss. Fast intuitiv weiß ich inzwischen bei den Patienten, welche Punkte ich stechen muss. Manchmal habe ich sogar das Gefühl, dass jemand anders sie setzt, dass gar nicht ich es bin, der die Behandlungsstrategie entwickelt. Es verselbstständigt sich. Ich gerate in einen Flow, in einen Energiefluss zwischen mir und den Patienten. Ich kann es selbst kaum beschreiben und selbst oft kaum fassen. Nach einer Behandlung fühle ich dann eine gewisse Ermattung. Ich merke, dass Kraft und Energie von mir auf den Patienten oder zumindest auf mein Tun übergehen. Das alles verwirrt mich oft. Zumal ich immer noch nicht dahintergekommen bin, was da eigentlich genau passiert, wenn ich die Nadeln setze. Und vor allem: warum es wirkt. Für mich hat es immer noch mehr mit Magie als mit Medizin zu tun. Und immer wieder kommen auch Zweifel auf. Was, wenn doch stimmt, was die Kritiker sagen: dass das alles ganz einfach über Placebo-Effekte zu erklären ist? Es gibt schließlich genügend Studien, die zu einem solchen Ergebnis gekommen sein wollen. Doch den Gedanken kann ich eigentlich sehr schnell beiseite wischen. Ich muss einfach an den kleinen Hund denken.

Wir waren in Italien bei einem befreundeten Paar, die an der Küste eine Surfschule betreiben. Sie hatten ein wunderschönes Haus in den Bergen mit einem großen Garten. In diesem Garten fühlten sich auch ein paar Hunde wohl, sie vermehrten sich, und es gab einen Wurf mit acht Welpen. Einer dieser Welpen war krank, er konnte nicht mehr stehen, die Schnauze sowie die Augen waren entzündet. Die Tierärzte, die meine Freunde mit dem Hündchen konsultierten, waren ratlos. Einer tippte auf Leukämie, war sich aber nicht so sicher. Ich habe dann gedacht: »Was ich beim Menschen mache, müsste doch bei Hunden auch funktionieren!« und stach mit meinen Nadeln die entsprechenden Punkte. Hier war es der Punkt Dickdarm 11, der stabilisiert das Immunsystem und das *Wei*-Qi, das Abwehr-Qi. Dann geschah etwas Eigenartiges: Der Hund zog sich zurück und legte sich hin. Er machte keine Anstalten, an den Nadeln, die an den Vorderläufen stachen, zu knabbern oder sie abzustreifen, was Hunde sonst tun, wenn man ihnen irgendetwas umbindet oder aufsetzt. Er nahm sie einfach so hin. Am nächsten Tag schon stand der kleine Kerl auf seinen Füßen. Die Entzündungen am Kopf waren abgetrocknet, wenn auch nicht abgeheilt, so etwas dauert schließlich seine Zeit. Am erstaunlichsten aber war: Der Hund hat sehr schnell darauf seine hierarchische Position in der Gruppe, also in dem kleinen Hunderudel, wieder eingenommen. Drei Tage später waren die Abszesse schließlich abgeheilt. Nachdem ich das gesehen habe, kann mir eigentlich niemand mehr was von einem Placebo-Effekt erzählen oder gar von einem Weißkittelsyndrom.

Was mir nach wie vor große Schwierigkeiten bereitet, ist die Diagnose gemäß der Traditionellen Chinesischen Medizin. Mit der Pulsdiagnostik habe ich mich immer noch nicht so richtig anfreunden können. Aber ich habe auch großen Respekt vor dieser Kunst, hieß es doch, man müsse erstmal zehntausend Pulse überhaupt gemessen haben, bis man wirklich daraus adäquate Schlüsse ziehen kann. Leichter fällt mir hingegen die visuelle Diagnostik über die Zunge. Hier habe ich sehr schnell gelernt, die Zeichen zu sehen und zu deuten. Aber mir ist klar: Es liegt noch ein sehr langer Weg vor mir.

> *Ich bin seit einigen Jahren bei Professor Gunia in Behandlung. Vor zwölf Jahren wurde bei mir eine feuchte Makuladegeneration diagnostiziert. Bei dieser Augenkrankheit bilden sich unter der Netzhaut flächige Gefäßmembranen, die zu Blutungen neigen. Mein Augenarzt meinte, dass ich nach fünf Jahren blind sein würde. Ich ging von einem Arzt zum anderen, holte Zweit-, Dritt- und Viertmeinungen ein. Es blieb dabei. Die Aussichten waren düster. In den Wartezimmern der Praxen traf ich auf andere Patienten mit derselben Krankheit. Einer von ihnen erzählte mir, dass er bereits die Klaviernoten auswendig lerne, weil er sie bald nicht mehr sehen kann. Ein anderer konnte mein Gesicht kaum erkennen. Wer schon drei, vier Jahre mit der Krankheit lebte, hatte immer eine Begleitung dabei, weil er den Weg alleine nicht mehr finden konnte. Doch dann kam ich zu Professor Gunia und ging bei ihm in Behandlung. Zu diesem Zeitpunkt konnte auch ich kaum noch lesen. Aber die Nadeln wirkten. Heute beträgt mein Sehvermögen auf dem rechten Auge 100 Prozent, auf dem linken Auge schwankt es zwischen 50 und 80 Prozent. Kommt es zu Verschlechterungen, die periodisch immer mal wieder auftreten, suche ich Professor Gunia auf. Bisher konnten wir so immer noch verhindern, dass sich meine Sehkraft rapide verschlechtert.*

# 5 Der Anruf

DER ANRUF KOMMT an einem Mittwochnachmittag. Zu dieser Zeit sind Ärzte in der Regel nicht in der Praxis erreichbar. Normalerweise wird der Mittwoch für Hausbesuche oder andere medizinische Verpflichtungen frei gehalten, Sprechstunden finden dann selten statt. Ich bin trotzdem gerade zufällig in der Praxis. Seit einiger Zeit betreue ich zwei Sportgruppen für Herzkranke. Ich habe feststellen müssen, dass Männer, die es einmal am Herzen erwischt hat, etwa durch einen Infarkt, kaum noch von selbst auf die Beine kommen, vor allem die Älteren, die einer Generation entstammen, in der immer alles mit Körperkraft durchgesetzt wurde, wo man immer seinen Mann stehen musste, stark sein und funktionieren sollte. Dass das nun nicht mehr geht, damit kommen viele Betroffene einfach nicht klar, sie werden depressiv. Am liebsten wollen sie nur noch neben dem Ofen sitzen und darauf warten, dass sie sterben. Für diese Männer möchte ich etwas tun. Ich will, dass sie neuen Lebensmut gewinnen, wieder Freude empfinden und Bestätigung erfahren. Also habe ich zwei Koronarsportgruppen gegründet, eine »50 Watt«-Gruppe für Männer, die nur noch gering belastet werden können, und eine »100 Watt«-Gruppe, für solche, denen man auch etwas mehr zumuten konnte. Diese Gruppen sind irgendwann einmal für mich fast genauso wichtig geworden wie für die

Patienten. Wir sind sogar zusammen in Urlaub gefahren und haben Radtouren in die Berge unternommen. Es macht mich ausgesprochen glücklich zu sehen, wie Menschen, die dem Tod von der Schippe gesprungen sind – etwa nach einer Wiederbelebung –, durch Sport, Bewegung und unseren Gruppenzusammenhalt wieder aufblühen und das Leben in vollen Zügen genießen können.

An diesem Mittwochnachmittag bin ich kurz in der Praxis, um Equipment für meine Sportgruppen zu holen. Ich habe den Defibrillator – das elektrische Wiederbelebungsgerät für den Notfall – schon in der Hand, als das Telefon klingelt. Der automatische Anrufbeantworter ist eingeschaltet, und ich könnte auch einfach zur Tür hinausgehen. Aber ich bin nicht in Eile und denke, dass es vielleicht einer meiner Patienten ist, der Hilfe benötigt. Also schalte ich den Anrufbeantworter ab und greife zum Hörer. Am Apparat ist aber kein Patient, sondern Andreas, der Reiseleiter, mit dem ich vor nunmehr fünf Jahren das erste Mal in China war und über den ich auch meine weiteren Reisen dorthin organisiert habe. Erst im letzten Jahr bin ich wieder in China gewesen.

»Mensch Andreas, wie geht es dir?«, frage ich und freue mich, von ihm zu hören.

»Du, ich brauche deine Hilfe!« Andreas fällt gleich mit der Tür ins Haus. »Du weißt ja, das mit den Chinesen hat sich für mich gut entwickelt. Ich bin inzwischen der deutsche Vertragspartner der Akupunkturakademie in Peking, man könnte sagen, der deutsche Generalbevollmächtigte für deutsche Ärzte in China«, Andreas lacht laut auf. Titel und Bezeichnungen haben ihm nie viel bedeutet. Dann fährt er fort: »Es gibt nun einen Vertrag zwischen Deutschland und China und ein Emsländer Krankenhaus, an dem wir eine Abteilung für TCM einrichten wollen. Wir haben auch schon zwei chinesische Professoren dort. Jetzt brauchen wir noch einen Chefarzt. Am Freitag sind die ersten

Vorstellungsgespräche. Zwei gute Kandidaten, mit besten Referenzen, namhafte Leute.«

Ich frage mich, warum er mich anruft und wie ich ihm da helfen könnte?

»Günter, was verdient denn so ein deutscher Chefarzt?«

Jetzt fällt der Groschen. Ich soll Andreas ein wenig beraten, damit er in der Gehaltsverhandlung mit dem potenziellen neuen Chefarzt gut pokern kann. Kein Problem, das mach ich doch gern. Ich denke kurz nach, dann sage ich ihm eine ungefähre Summe.

Andreas schluckt. »Ich weiß gar nicht, ob wir uns das leisten können.« Ich zucke die Achseln, denke, das ist ja nicht mein Problem, und frage interessehalber nach, um was für ein Krankenhaus es sich handelt und was genau die Chinesen dort vorhaben. Ich erfahre, dass sich die Klinik in Bramsche befindet, einer 30.000-Einwohner-Stadt im Landkreis Osnabrück, und vom Johanniterorden verwaltet wird. Neben diesem kleinen Krankenhaus unterhält der Orden noch rund zwanzig weitere medizinische Einrichtungen in Deutschland.

»Die Johanniter sind Christen. Wie kommt es, dass die sich für etwas erwärmen können, das eindeutig seine Wurzeln im Buddhismus hat?«, erkundige ich mich.

»Eine gute Frage«, sagt Andreas und lacht, »aber du weißt ja, dass die Johanniter auf dem medizinischen Gebiet sehr engagiert sind. Wichtig ist für die, dass den Menschen geholfen wird. Da sind fast alle Mittel Recht. Und außerdem wurden in der Literatur Hinweise gefunden, dass in China irgendwann schon mal evangelische Pfarrer akupunktiert haben. Das hat dann auch die letzten Zögerer im Orden überzeugt.«

Im Prinzip kann es mir egal sein, wie die Johanniter die Anwendung der asiatischen Nadeltherapie vor sich legitimieren. Viel interessanter als das Faktum, dass sich Christen jetzt buddhistischer Mittel bedienen, finde ich, dass es die TCM offenbar geschafft hat, aus ihrem Schattendasein zu treten, aus der Ecke des Esoterischen, wo sie der Rauch von Räucherstäbchen und immer auch ein Hauch des Unseriösen umwehte. Jetzt hält sie sogar in städtische Krankenhäuser der Provinz Einzug. Wer hätte das vor wenigen Jahren noch für möglich gehalten? Ich erinnere mich noch, als 1991 im bayerischen Kötzting die erste deutsche Klinik für Traditionelle Chinesische Medizin eröffnet wurde. Was für eine Sensation! In der Presse taucht die TCM-Klinik seitdem immer wieder mal auf – aber weniger wegen ihrer besonderen fernöstlichen Therapien, als vielmehr wegen ihres Klinikgründers Anton Staudinger, dessen Name in Zusammenhang mit der Amigo-Affäre des bayerischen Ministerpräsidenten Max Streibl im Jahr 1993 vermehrt genannt wurde. Als der millionenschwere Unternehmer und CDU-Politiker 1985 vom Kötztinger Bürgermeister ein leerstehendes Krankenhaus angeboten bekam, hatte er, so heißt es, schnell die Idee, hier die erste deutsche TCM-Klinik aufzubauen. Staudinger war oft auf Geschäftsreisen in China und muss dort gute Erfahrungen mit der TCM gemacht oder zumindest gute Geschäfte gewittert haben. Jedenfalls soll er sich bald darum bemüht haben, chinesische Ärzte nach Deutschland zu bekommen – was sich aufgrund der politischen Lage allerdings schwierig gestaltete. Also baute er die Immobilie zunächst zu einem Hotel aus. Und just als dieses gerade fertig war, hatten sich die Verhältnisse in China so weit entspannt, dass einer TCM-Klinik nichts mehr im Wege stand. So wurde aus dem Hotel wieder eine Klinik. Als diese schließlich feierlich eröffnet wurde, kamen erst viele CSU-Politiker und Journalisten, kurz darauf viele Patienten – und irgendwann ein paar Herren von der Wirtschaftskammer. Denn Staudinger wird Subventionsbetrug vorgeworfen. »Eine Klinik verursacht Beschwerden« betitelte die *Süddeutsche Zeitung* 1994 einen Bericht, in dem sie die ganze komplizierte Geschichte beschreibt. Die Einzelheiten habe ich vergessen, und ich habe den Fall auch nicht mehr weiterverfolgt. Aber die Klinik hat mich interessiert, die wollte ich mir gerne einmal anschauen.

»Sag mal Günter«, höre ich Andreas sagen, »magst du uns bei unserem Vorhaben nicht beraten? Du kennst dich doch gut aus, sowohl in China wie in Deutschland. Auch im Krankenhaus hast du schon gearbeitet. Wollen wir uns nicht mal die Tage zusammensetzen? Die Chinesen sind auch gerade hier. Vielleicht kannst du am Freitag einfach bei den Vorstellungsgesprächen dabei sein?«

Ich blättere kurz im Kopf meinen Terminkalender durch: »Am Freitag und am Samstag kann ich nicht, da habe ich Sprechstunde. Sonntag muss ich mich um meine Kinder kümmern. Aber am Abend hätte ich vielleicht Zeit.«

»Gut, dann bis Sonntagabend.« Andreas legt auf, und ich habe nicht die leiseste Ahnung, dass gerade mein ganzes Leben im Begriff ist, sich zu verändern.

HANNOVER BEREITET SICH auf die Expo vor und baut, was das Zeug hält – was zur Folge hat, dass die Autobahnen komplett verstopft sind, selbst an einem Sonntagabend. Statt wie verabredet um 20 Uhr bin ich erst um 22 Uhr in dem Hotel in Bramsche, das mir Andreas genannt hat. Er schaut mich vorwurfsvoll an. Die Chinesen begrüßen mich mit einem Lächeln, aber das ist sicher kulturell bedingt und hat nicht viel zu bedeuten. Hinter der freundlichen Fassade wundern sie sich bestimmt darüber, dass es mit der viel zitierten Pünktlichkeit der Deutschen offenbar doch nicht so weit her ist.

»Gesucht wird eine erfahrene deutsche Führungskraft«, erklärt mir Andreas noch einmal den Grund unseres Zusammentreffens.

»Und zwar eine, die vermitteln kann«, ergänzt einer der Chinesen, »die den Spagat beherrscht zwischen westlicher und chinesischer Medizin.«

»Nicht nur das«, fährt Andreas fort, »auch zwischen Kassen- und Krankenhausmedizin.«

»Und nicht zuletzt zwischen chinesischen und deutschen Mitarbeitern«, sagt der andere Chinese, »die kulturellen Unterschiede sind ja nicht von der Hand zu weisen. Der Arbeitsalltag könnte sich hier und da vielleicht etwas schwierig gestalten.«

Auf diese einleitenden Worte entwickelt sich ein entspanntes Gespräch über den zu besetzenden Posten und dessen Herausforderungen und Chancen. Auch über meine Erfahrungen in China sprechen wir. Doch als ich potenzielle Kandidaten für die freie Stelle ins Spiel bringen möchte, weil ich denke, schließlich bin ich deswegen hier, um zu beraten, schauen mich die Chinesen an, wie jemanden, der aus Versehen im falschen Kinofilm gelandet ist – und es immer noch nicht bemerkt hat. Dann sagt einer der beiden: »Wir möchten, dass Sie das machen!«

Es ist nicht so, dass mir der Gedanke völlig fremd ist. Für einen kurzen Moment war er schon einmal durch mein Gehirn geschossen. Ich hatte die Aufgabe überaus reizvoll gefunden, mich selbst aber nicht auf dem Posten gesehen. Ich bin ein kleiner Landarzt mit einer Zusatzausbildung in Akupunktur und, zugegeben, sehr erfolgreich, in dem, was ich tue. Aber bin ich eine Führungspersönlichkeit? Mein Team in der Praxis leite ich gut, keine Frage. Aber das Team ist überschaubar und das Zwischenmenschliche wird weniger durch Autorität geregelt und mehr informell. Wir kennen uns lange, wir scherzen viel, es ist ein lockerer, entspannter Umgang. In einem Krankenhaus weht ein ganz anderer Wind. Zudem wird ein Chefarzt für TCM gesucht, aber Traditionelle Chinesische Medizin ist ja nicht nur Akupunktur. Dazu gehören ebenso die Chinesische Heilkräutertherapie, die Tuina-Massage, Qi Gong sowie die Ernährungsberatung nach den fünf Elementen. Im Krankenhaus Bramsche möchte man das alles anbieten. Ich dagegen habe mich bislang fast ausschließlich auf Akupunktur konzentriert und von den anderen Gebieten eher rudimentäre Kenntnisse. In kürzester Zeit müsste ich mich auch in diesen Bereichen aus- und weiterbilden. Und überhaupt: Warum sollte ich meine Praxis aufgeben? Sie läuft bestens, ich habe einen guten Ruf und zufriedene Patienten. Außerdem lebe ich nun schon so lange in Hannover, dass ich mir kaum vorstellen kann, umzuziehen. Sabine und ich genießen die Nähe zur großen Stadt. Auch wohnt Sabines Familie nicht weit von uns entfernt. Sie wäre von der Idee, nach Bramsche umzuziehen, bestimmt nicht sonderlich begeistert.

»Ich kann mir die Klinik ja einmal anschauen«, sage ich, um schließlich irgendetwas zu sagen.

ES VERGEHEN EIN paar Wochen, bis ich mich mit Sabine tatsächlich auf den Weg nach Bramsche mache. Wir nehmen es in Angriff wie einen ganz gewöhnlichen Ausflug. Wir wollen uns eine Klinik anschauen, so wie wir am Wochenende zuweilen auch irgendetwas besichtigen – eine Burg, einen Wildpark, was auch immer. Also steigen wir in unseren VW-Bus und nehmen auch den Hund mit. Als ich später durch die Tür zum Klinikeingang gehe, spiegele ich mich in der Glasscheibe und mir wird zum ersten Mal mein Aufzug bewusst. Es ist zu spät, daran jetzt noch etwas zu korrigieren – zumal ich auch nicht wüsste, wo ich anfangen sollte: Ich bin von Kopf bis Fuß eine optische Zumutung. Ich trage eine weinrote Jeans und ein Sweatshirt, auf dem steht: »Go big or go home!« In meinem Gesicht sprießen munter die Bartstoppeln und an den Füßen trage ich graue Birkenstocksandalen. Die knarzen bei jedem Schritt, als mich die Chinesen durch die Klinikflure führen. Ich hätte genauso gut Stöckelschuhe anziehen können. Es wäre kaum auffallender gewesen.

Derweil erfahre ich ein wenig von der Geschichte des Krankenhauses, das 1872 hier gegründet wurde und zunächst von Diakonissen des hannoverschen Henriettenstiftes, dann von Bethanienschwestern geleitet wurde. 1955 hatte der Verein zur Einrichtung evangelischer Krankenhäuser die Betriebsführung übernommen. Zehn Jahre später wurde aus dem »Krankenhaus Bramsche« das »Stadtkrankenhaus Bramsche«. Im Jahr 1990 schließlich übernahm der Johanniterorden die Trägerschaft. Heute verfügt das Krankenhaus über die üblichen Stationen. Es gibt eine für Allgemeine Chirurgie und Unfallchirurgie, eine für Innere Medizin, eine für Anästhesie und Intensivmedizin sowie eine Hals-Nasen-Ohren-Abteilung. In Folge einer Umstrukturierung wechselt die Abteilung für Gynäkologie und Geburtshilfe gerade zum Marienhospital Ankum-Bersenbrück, dafür kommt von dort die Orthopädie nach Bramsche. Und neu ist natürlich auch die Abteilung für TCM. Die ist erst einmal nur provisorisch untergebracht. Ein Anbau, in dem neben der TCM auch eine dermatologische Doppelpraxis Platz finden soll, ist schon in Planung und soll 1998 eingeweiht werden.

Ich werde durch das ganze Haus geführt und bewege mich mit meinen knarzenden Birkenstocksandalen und den roten Klamotten darin wie ein Papagei in einem Käfig voller weißer Tauben. Es scheint offensichtlich, dass ich hier einfach nicht hingehöre. Dennoch werde ich überall schon als der neue Chefarzt der TCM vorgestellt. Mir wird mit Freundlichkeit und Interesse begegnet. An meinem Aufzug scheint niemand Anstoß zu erregen. Aber vermutlich haben sie auch nichts anderes von dem neuen Chef dieser eigenartigen neuen Abteilung erwartet, einen Exoten eben. Und den habe ich allemal abgegeben.

Es scheint, ich habe so gut wie keine Chance mehr, nein zu sagen. Und ich will es auch nicht. Zu sehr reizt mich diese neue Aufgabe. Allerdings kann ich meine Praxis nicht von heute auf morgen aufgeben, und so werde ich erst einmal nicht Chefarzt, sondern tatsächlich Berater. An zwei Tagen die Woche pendele ich ab sofort von Hannover nach Bramsche, um dort die Abteilung aufzubauen. Den Rest der Woche kümmere ich mich um meine Patienten in meiner Praxis. Als wäre die Doppelbelastung nicht schon anstrengend genug: Irgendwann in dieser Zeit kommt die Klinikleitung auch noch auf die Idee, nicht nur TCM anzubieten, sondern auch in TCM auszubilden. Ich soll also nicht nur Arzt und Chefarzt sein, sondern auch noch Lehrer. Ich habe keine Ahnung, wie das alles gehen soll.

# 6 Plötzlich Lehrer

ZUMINDEST DER PROFESSORENTITEL lässt nicht lange auf sich warten. Den verleiht mir die Akademie in Peking – samt dem Lehrauftrag für Deutschland. Doch ein Professorentitel macht noch keinen guten Lehrer aus mir. Allein die Vorstellung, vor einem akademischen Publikum chinesisches Wissen zu verbreiten, nimmt mir den Atem. Ich bin kein guter Rhetoriker, und vor einer großen Gruppe zu sprechen macht mir alles andere als Vergnügen. Doch neben diesen ganz persönlichen Problemen gibt es noch das weit gewichtigere, nämlich: wie die Ausbildung überhaupt zu strukturieren ist.

Ich muss an meine eigene Ausbildung in China denken, vor allem an meinen letzten Aufenthalt vor wenigen Monaten. Nachdem klar gewesen ist, dass ich Chefarzt für TCM werden soll, wollte ich mein Wissen erweitern. Vor allem in Kräuterheilkunde hatte ich noch Defizite. Über Tuina und Qi Gong wusste ich schon gut Bescheid, da ich dort bereits in Deutschland Kurse besucht hatte. Und über die Ernährungslehre habe ich mich mit Hilfe der einschlägigen Literatur sehr gut informieren können, die musste ich mir nicht eigens von einem Lehrer erklären lassen. Die Kräuterheilkunde war für mich jedoch noch ein Buch mit sieben Siegeln, was sich schnell ändern musste: Schließlich nimmt die Kräuterheilkunde die zentrale Stellung innerhalb der

TCM in China ein – eine Tatsache, die man hierzulande gern vergisst, wo TCM fast ausschließlich mit Akupunktur in Verbindung gebracht wird. Tatsächlich aber wurden in China in den letzten zweitausend Jahren mehr Bücher über Kräuter und ihre Wirkung verfasst als darüber, was die Nadeln so alles können. Spätestens seit der Tang-Dynastie, also ab dem 7. Jahrhundert, entwickelte sich die Kunde von den heilenden Kräutern zum dominierenden Zweig innerhalb der Medizin in China. Bis heute gibt es mehr Kräuterheilkundler als Akupunkteure in China. In den Krankenhäusern werden zwei Drittel der Behandlungen mit Kräutern vorgenommen. Vorwiegend werden Pflanzenteile wie getrocknete Wurzeln, Rinden, Früchte, Samen, Blüten, Blätter oder Stängel, aber auch Mineralien und tierische Produkte, also auch schon mal ein Gallenstein einer Kuh oder das Sekret der Ohrspeicheldrüse einer Kröte, verwendet. Rund 2.800 Substanzen sind Bestandteil der chinesischen Arzneimittellehre, in der täglichen Praxis werden etwa fünfhundert gebraucht. Die Rezepturen bestehen in der Regel aus zehn bis sechzehn Einzelstoffen und werden in Form von Tabletten, Granulaten, Tinkturen oder traditionell als Abkochung – »Dekokt« – verabreicht. Manche Arzneien müssen speziell vorbereitet werden: etwa geröstet, in Honig gebacken oder in Ingwersaft gekocht.

Die hohe Kunst der chinesischen Kräuterheilkunde liegt im geschickten Kombinieren einzelner Substanzen miteinander. Da jeder Patient sein ureigenes Krankheitsmuster hat, was nach der mir schon gängigen Diagnose ermittelt wird, helfen einzelne Mittel oder vorgefertigte Mischungen meist nicht optimal. Also wird nicht selten für den einzelnen Kranken extra ein Rezept gebraut. Doch natürlich gibt es auch viele spezielle klassische Rezepturen, die immer wieder angewendet werden. Sie tragen oft poetische Namen. So hilft etwa das »Pulver für den freien und gelassenen Wanderer« bei innerer Anspannung oder der »kostbare Windschutz aus Jade« gegen Infektanfälligkeit.

Ich bin also eigens noch einmal nach China gegangen, um mich ausschließlich in Kräuterheilkunde unterrichten zu lassen. Am Institut war ich inzwischen bestens bekannt, und als ich sagte, ich wollte einen Kurs in Kräuterheilkunde belegen, wurde sofort vehement widersprochen. Ich wurde in keinen Kurs gesteckt, ich bekam Privatunterricht. Und zwar nicht nur bei einem Lehrer oder zwei, manchmal waren sogar drei Professoren um mich herum, die mich berieten und unterrichteten und in so manches Geheimnis einweihten. In diesen Wochen und durch die intensive Art der Lehrvermittlung habe ich auch endlich die Pulsdiagnose gelernt. Ich erinnere mich noch, wie ich es kaum fassen konnte, als ich tatsächlich den Lungenpuls spürte und den Leberpuls. Immer, wenn ich glaubte, etwas diagnostiziert zu haben, sprach ich es unumwunden aus. Meine Lehrerin war eine kleine pummelige Chinesin, um die 50 Jahre alt, die kaum Englisch sprach. Lag ich mit meiner Diagnose richtig, und das tat ich immer öfter, grinste sie über das ganze Gesicht, streckte den Daumen ihrer rechten Hand in die Höhe und sagte: »One hundred percent, Mister!«

Natürlich, meine exklusive Ausbildungssituation in China war absolut luxuriös und in Bramsche weder machbar noch finanzierbar. Aber mir ist sofort klar gewesen, dass ich beim Ausarbeiten eines Ausbildungsplans eher nach China schauen sollte als auf das, was in deutschen Hotels über das Wochenende geschieht – denn da hat hierzulande die Ausbildung in TCM damals vorwiegend stattgefunden: fern von Universitäten, fern von Patienten.

Mir schwebt eine praxisnahe Ausbildung vor wie in China. Die Schüler sollen sehr schnell an fremden Körpern lernen, wie man akupunktiert – und sich nicht nur gegenseitig die Nadeln in den Oberarm oder ins Ohr stechen, wie es bei den Wochenendkursen in Deutschland der Fall ist. Patienten haben wir ja zur Genüge. Doch schnell muss ich feststellen, dass eine solche Ausbildung nicht ohne Verluste zu machen ist. Kann ich als Arzt pro Stunde sechs Patienten für je 80 DM behandeln, schafft man als Ausbilder nur zwei. Es kommen also 320 DM weniger rein, und selbst wenn jeder der zehn Schüler 20 Mark pro Stunde für seine Ausbildung zahlen würde, wäre es immer noch eine Negativbilanz von 120 Mark pro Stunde. Ich überschlage im Kopf, was dem Krankenhaus das Ganze im Jahr kosten würde, und komme auf unglaubliche 70.000 bis 100.000 DM Verlust. Doch liegt mir eine gute Ausbildung sehr am Herzen. Und je mehr gut ausgebildete Akupunkturärzte es in Deutschland gibt, umso besser ist es. Also entscheiden wir uns, es auf diesem, wenngleich verlustreichen Weg zu probieren. Ein Experiment – wie lange würden wir das wohl durchhalten?

EIN WEITERES EXPERIMENT steht noch bevor: mein Auftritt als Lehrer, als Vortragender. Die Frage ist noch nicht einmal, ob ich es schaffen würde, vor einer Klasse zu stehen und den Lehrinhalt didaktisch und vielleicht auch noch unterhaltsam rüberzubringen. Die erste Frage lautet: Würde ich überhaupt den Mund aufbekommen? Mein Lampenfieber ist mächtig. Ich frage Sabine, ob sie nicht während der Vorlesung in der ersten Reihe sitzen und mir aufmunternd zulächeln könnte, das würde mir sehr helfen. Und helfen würden auch drei Baldrian-Dragees.

Und so machen wir es. Nach den ersten Vorlesungen werde ich immer sicherer, und irgendwann kann Sabine auch zu Hause bleiben. Doch es ist ein relativ Leichtes, vor rund zehn auszubildenden Ärzten zu sprechen, die man nach einigen Stunden auch schon mit Namen kennt und mit denen man aufgrund der überschaubaren Gruppengröße recht einfach in einen Dialog treten kann. Etwas vollkommen anderes ist es, vor einem großen, gänzlich unbekannten Auditorium zu sprechen – wie bei meinem ersten Vortrag als ordentlicher Chefarzt der TCM des Klinikums Bramsche vor der Ärztekammer am 20. April 1998.

Im Vorfeld habe ich mir bemerkenswerte Berichte von der *Academic Conference of the 10th Anniversary of World Federation of Acupuncture-Moxibustion* herausgesucht, die Anfang November 1997 in Peking stattgefunden hatte. Darin geht es um die Wirkungen von Akupunktur bei Krebspatienten, bei denen das Karzinom weder herausoperiert noch chemisch therapiert oder bestrahlt werden kann. 1610 dieser Fälle wurden für die Studie untersucht. Unter Akupunktur, so stellt der Bericht fest, hätten diese Patienten eine Überlebensrate von 41 Prozent, wobei diese sich – wie für Krebspatienten üblich – auf die der Therapie folgenden fünf Jahre bezieht. Diese und weitere Studien möchte ich am 20. April vorstellen. Außerdem sorge ich für Verstärkung – damit ich nicht ganz allein am Rednerpult stehen muss. Ich frage drei Patientinnen von mir, ob sie nicht im Rahmen meines Vortrags ihre Kranken- und Heilungsgeschichte erzählen möchten. Offenbar haben sie weniger Lampenfieber als ich: Sie sagen zu. Ich fühle mich also gut aufgestellt und mein Vortragsthema höchst spannend. Was soll jetzt noch schief gehen?

Doch als ich in das Gebäude der Ärztekammer komme, ist nur eine der drei Patientinnen da, das Mädchen, das ich von Neurodermitis befreit habe. Die zweite Patientin hat es vorgezogen, ihre Geschichte schriftlich zu verfassen statt mündlich vorzutragen. Das passt auch zu ihr, sie ist Schriftstellerin und wie so viele ihrer Art eher etwas schüchtern. Den Bericht hat sie mir als Ausdruck überlassen, ich kann ihn im Rahmen meines Vortrages verlesen. Und die dritte, so erfahre ich, hat nach längeren Überlegungen beschlossen, ihre Geschichte überhaupt nicht öffentlich machen zu wollen. Ich habe sie durch Akupunktur von ihrem Nervenleiden erlöst. Doch wegen genau dieses Leidens ist sie frühverrentet worden. Nun hat sie Angst, dass jemand mitbekommt, dass sie wieder gesund ist – und sie ihre Rente zurückzahlen muss.

»Nun gut«, denke ich, »zumindest ist eine gekommen.« Ich lasse das Mädchen auch gleich zu Wort kommen. Sehr anschaulich und berührend erzählt sie, wie sie jahrelang unter den nässenden Ekzemen und dem starken Juckreiz gelitten hat. Dass sie auf dem Schulhof immer in der Ecke stand und sie keine Freunde fand, weil die anderen Kinder dachten, Neurodermitis sei ansteckend. Wie sie mit der Mutter von Arzt zu Arzt gerannt sei und niemand ihr wirklich helfen konnte, bis sie dann irgendwann bei mir gelandet sei. Nach fünfzehn Behandlungen sei die Neurodermitis nahezu vollständig weg. Ihr Leben habe sich seitdem komplett geändert. Sie habe sogar ein paar Freundinnen und werde nicht mehr von den anderen Kindern gemieden.

Als das Mädchen vom Pult geht, gibt es Beifall. Die Zuhörer wirken angetan. Zumindest genießt das Mädchen große Sympathie, und ich habe das Gefühl, dass es auch für mich ganz gut läuft. Dann lese ich den Bericht meiner MS-Patientin vor. Darin berichtet diese, wie sie, als sie das erste Mal die Klinik aufsuchte, nur über die Rollstuhlrampe in die Praxis kam. Nach zwei Jahren im Rollstuhl brauche sie ihn jetzt nicht mehr, seit der Akupunkturbehandlung kann sie, wenn auch mit Gehhilfen, wieder laufen. So glücklich wie meine Patientin ist, so stolz bin ich auf dieses Ergebnis.

Ich weiß noch, wie ich kurz nach unserem ersten Treffen nach China flog – mit einer Kladde voller offener Fragen. Hauptanliegen meines Aufenthalts war, in Erfahrung zu bringen, wie ich meine MS-Patienten behandeln solle. Gleich am ersten Tag an meinem Institut bat ich um eine Audienz bei Professor Zheng. Die bekam man nicht einfach so, man musste sich lange vorher anmelden. Irgendwann war es dann soweit. Ich wurde von einem Mitarbeiter aus dem Kurs, den ich gerade besuchte, herausgeholt und in einen Behandlungsraum der Akademie geführt, wo Professor Zheng schon auf mich wartete. Als ich nach einer speziellen Nadelstrategie bei MS-Patienten fragte, antwortete er nur: »Tu das, was du von mir gelernt hast. Du wirst wissen, was zu tun ist.« Da wurde mir wieder klar, wie wichtig es ist, jeden Patienten nur als ihn selbst zu behandeln und nicht als Krankheit. Für einen Experten gibt es nur individuelle Behandlungsstrategien und somit keine Konfektion. Zurück in Deutschland habe ich die Patienten dann nach meinen Erfahrungen mit Professor Zheng behandelt – und zwar erfolgreich, wie die Geschichte meiner Patientin zeigt.

NACHDEM ICH DIE Krankengeschichte der Schriftstellerin vorgelesen habe, meldet sich jemand aus dem Publikum.

»Bei allem Respekt, Herr Kollege«, meint der skeptisch blickende Mann, »wir wissen doch beide, dass MS in Schüben verläuft. Die Tatsache, dass die Dame wieder laufen kann, ist doch einfach dadurch zu erklären, dass sie gerade keinen weiteren Schub bekommen hat.«

Es ist nicht so, dass ich nicht selbst skeptisch gewesen bin. Als die Frau wieder laufen konnte, habe ich auch erst nicht glauben wollen, dass das mit meinen Nadeln zu tun hat. Wenn jemand schon zwei Jahre im Rollstuhl gesessen hat, wirkt es wie ein Wunder, wenn er wieder selbst laufen kann, wenn auch mit Gehhilfen. Normalerweise verläuft MS so, dass es nicht besser, sondern eher schlimmer wird. Ich habe noch von keinem Fall gehört, in dem ein Patient mit solch einer Erkrankung wieder auf den Rollstuhl verzichten konnte. Die Erklärung für die offensichtliche Verbesserung in einem ausbleibenden Krankheitsschub zu suchen, ist daher fachlich einfach absurd. Ich weiß das auch alles. Doch jetzt vor dem Publikum scheinen sich meine ganzen Argumente in Luft aufgelöst zu haben. Ich habe einen ordentlichen Blackout und ringe nach Worten. Schließlich stammele ich etwas, was sicher auch richtig, aber nicht wirklich überzeugend ist, worauf sich einer nach dem anderen aus dem Publikum meldet und weitere Argumente gegen mich beziehungsweise meine fernöstliche Behandlungsmethode ins Feld führt. Als ich es schließlich trotz des Tumults schaffe, aus den Krebs-Studien zu zitieren, vibriert förmlich die Luft vor Spannung. Eigentlich erwarte ich jeden Moment, dass ein faules Ei aus dem Auditorium auf mich geworfen wird oder eine Tomate. Es fliegen aber nur verbale Attacken, und zwar nicht zu knapp. So meldet sich der Chefonkologe der städtischen Kliniken zu Wort. Er habe beste Beziehungen nach China, aber von derartigen Studien habe er noch nie etwas gehört.

»Haben Sie denn Kontakt zu Krankenhäusern, in denen TCM angewendet wird?«, frage ich zurück.

»Nein, der Kollege ist Schulmediziner wie ich.«

»Dann ist das kein Wunder«, antworte ich, »auch in China wird zwischen Schulmedizin und TCM klar getrennt. Die beiden Systeme stehen sich dort ähnlich feindlich gegenüber wie hier in Europa.«

Dann frage ich in die Runde: »Wissen Sie, wie viele Menschen sich in China von der TCM behandeln lassen?«

Das Auditorium zuckt die Achseln. Achtzig Prozent? Sechzig? Fünfzig? Es ist zu spät, ich weiß, dass ich einen großen Fehler begehe. Aber ich hätte doch so gern zumindest noch einen kleinen Triumph. Wenigstens einmal möchte ich das Publikum ein wenig verblüffen – auch wenn es jetzt eindeutig auf meine Kosten gehen wird.

»Fünf bis zehn Prozent«, gebe ich schließlich die Antwort.

»Kein Wunder«, sagt da natürlich sofort jemand aus dem Publikum. Ich fühle mich wie der Boxer im Ring, der gerade das letzte Mal angezählt wird. Rhetorisch liege ich am Boden. Das ist definitiv nicht mein Tag.

DAS HAUS, DAS Sabine und ich gekauft haben, ist ein altes Bauernhaus mit einigen Nebengelassen, gut dreizehn Kilometer von Bramsche entfernt. Eine Oase ist es, ein Rückzugsort. Man geht aus der Tür hinaus und ist direkt im Wald. Viel zu selten komme ich dazu. Doch an diesem Abend muss es sein. Ich brauche frische Luft, um den Kopf frei zu bekommen, und weichen Waldboden unter den Füßen, der bei jedem Schritt leicht nachgibt, mich dadurch mein eigenes Gewicht spüren lässt und meine eigene Präsenz. Ich bin noch da. Ich lasse mich nicht unterkriegen. Es ist nicht das erste Mal, dass ich mit Schulmedizinern aneinandergerate, und es ist auch nicht so, dass ich sie nicht verstehen würde. Schließlich bin ich selbst von Haus aus Schulmediziner und kann ihre Zweifel nachvollziehen – hatte ich sie selbst doch am Anfang, und habe ich sie zuweilen immer noch. Was ich nur schwer nachvollziehen kann ist die Verschlossenheit, Arroganz und Borniertheit, die einige meiner Kollegen an den Tag legen. Sie tun so, als wäre das westliche System der Medizin das einzig wahre. Dabei ist es relativ jung. Sie wollen nicht sehen, dass sich auf der anderen Seite der Welt über Jahrtausende ein anderes System der Heilung entwickelt hat, das einfach ganz anders an medizinische Probleme herangeht und ebenfalls erfolgreich ist. Stattdessen stellen sie ihres über alles und lassen nichts anderes gelten.

Mir geht nicht in den Kopf, wie man so ignorant sein kann: Muss man sich als Arzt nicht per se für Methoden interessieren, die offensichtlich Wirkung zeigen? Heißt es nicht: Wer heilt, hat Recht? Und kann es da nicht eigentlich egal sein, dass niemand so richtig sagen kann, worauf der Heilungseffekt tatsächlich beruht? Aber leider ist es nicht so. TCM und vor allem Akupunktur ist für die westlich arbeitenden Mediziner eine existenzielle Bedrohung. Sie wollen nicht wahrhaben, dass ich Krankheiten heilen kann, bei denen ansonsten chirurgische Eingriffe oder starke chemische Präparate notwendig sind. Ich muss mir nichts vormachen: Aus der Schulmedizin, vor allem seitens der Pharmazie, dürfte mir in der nächsten Zeit sehr viel Gegenwind entgegenwehen, dem ich irgendwie standzuhalten habe. Was gibt mir die Kraft dafür? Meine Patienten. Meine Frau. Mein Zuhause.

Ich pfeife nach Daisy und Donn, unseren beiden Riesenschnauzern, die – wie es ihre Art ist – schon gut hundert Meter vorangeprescht sind, und kehre um. Es dauert nicht lange, da haben die beiden Hunde mich erreicht und springen mir freudig um die Füße. Die hell erleuchteten Fenster unseres Hauses weisen mir den Weg, wie ein Leuchtturm geben sie Orientierung in der Finsternis.

Ich muss daran denken, wie ich dieses Haus zum ersten Mal sah. Die Klinikleitung hatte uns kurz nach meinem Vorstellungsgespräch einen Makler besorgt, der uns in erster Linie Objekte zeigte, die man nicht nur mieten, sondern kaufen konnte. Vielleicht hatte er den Auftrag, dafür zu sorgen, dass wir sesshaft werden, nach dem Motto: Wer kauft, der bleibt. Monatelang verbrachten Sabine und ich unsere Wochenenden auf Baustellen und Bauernhöfen – was seinen gewissen Reiz gehabt hätte, wenn wir den Makler nicht nach jedem Ausflug immer wieder hätten enttäuschen müssen. Wir waren keine einfachen Kunden. Wir hatten konkrete Vorstellungen. So sollten meine Eltern, die mit ihrer momentanen Wohnsituation in Krefeld unzufrieden waren, zu uns ziehen, und wir suchten eine Immobilie, die so angelegt war, dass jede Familie ihren eigenen Bereich hatte. Bei aller Liebe und dem guten Verhältnis, das wir zueinander haben – man sollte es nicht unnötig strapazieren. Würden wir allzu eng aufeinanderhocken, gingen wir uns zwangsläufig irgendwann auf die Nerven.

Als wir die Toreinfahrt zu der Immobilie hochfuhren, die wir schließlich kauften, waren Sabine und ich sehr schnell begeistert. Neben einem großen alten Bauernhof mit einem offenen Kamin gab es noch ein weiteres Haus auf dem Grundstück, auf dem meine Eltern wohnen konnten. Zu dem Anwesen gehörten zudem ein kleiner Park mit zwei kleinen Teichen in der Mitte und mehrere Hektar Wald und Feld. Als ich die Brachfläche hinter dem ehemaligen Pferdestall sah, ein lange nicht mehr landwirtschaftlich genutztes Feld, schlug mein Herz schneller. Hier könnte ich Motocross fahren, schoss es mir durch den Kopf. Das war schon lange meine Leidenschaft, mit 24 Jahren hatte ich mir meine erste Maschine gekauft. Seitdem zieht es mich, immer wenn etwas Zeit dafür ist, raus auf die Buckelpisten. Hier hätte ich eine solche direkt vor der Haustür. Der einzige Grund, der uns zögern ließ, war die relative Entfernung zu Bramsche. Dreizehn Kilometer waren alles andere als ein kurzer Arbeitsweg. Andererseits fanden wir den Gedanken sehr reizvoll, auf dem Land zu wohnen: Wo sonst konnte man sich so ungestört und entspannt aus allem ausklinken, mal alle Fünfe gerade sein und die Arbeit weit hinter sich lassen?

DIE IMMOBILIE HATTEN wir kurz vor unserem Abflug nach China, wo ich meinen Kräuterheilkunde-Kurs besuchen und Sabine sich in TCM weiterbilden wollte, besichtigt. Unsere China-Reisen hatten inzwischen eine gewisse Routine. Peking war nicht mehr neu für uns. Wir wussten, was uns erwartet, auch wenn die Faszination blieb. So aufregend und exotisch wir China immer noch fanden, so sehr schreckte es uns doch mit seiner Kultur und seinem Menschenrechte verachtenden System ab.

Da gab es zum Beispiel Dr. Xi, ein Mann um die fünfzig, mit zentimeterdicken Brillengläsern vor den Augen und einer großen Affinität zu Plastiktüten. Zumindest hatte er ständig eine in der Hand, und immer, wenn wir ihn trafen, trug er auf dem Kopf ein albernes New-York-Baseballcap. Er hatte noch einige andere seltsame Angewohnheiten. So vertrat er etwa die Ansicht, dass man von Tieren immer dasjenige Organ essen sollte, das bei einem selbst kränkelt oder schwach ist: Wer Probleme mit dem

Herzen hat, solle also Hühnerherzen essen; wer eine schwache Leber hat, lasse sich eine ordentliche Schweineleber servieren. Dr. Xi selbst hatte eine starke Sehschwäche, weshalb er bei jedem Huhn, Schwein, Fisch oder was auch immer sonst serviert wurde, das lebend über Sehkraft verfügte, als Allererstes genüsslich die Augen verzehrte – was zumindest auf unsere einen gewissen Effekt hatte: Sie weiteten sich. Fassungslos starrten wir Dr. Xi an. Erst vermuteten wir, er verfolge seine eigene Interpretation der Traditionellen Chinesischen Medizin, bei der man sich zuweilen gewisse Körperteile von Tieren einverleibt, wenngleich auch eher als Dekokt. Doch Dr. Xi war überzeugter Schulmediziner, ein Anästhesist, und äußerte sich gern auch despektierlich über TCM – was unsere ohnehin wenigen gemeinsamen Gesprächsthemen gleich um einiges reduzierte.

Dr. Xi war uns irgendwann einmal vorgestellt worden und seitdem hing er uns an den Fersen, schlimmer noch: Er war uns voraus. Egal wo wir hingingen, Dr. Xi war schon da. Wir wurden ihn einfach nicht los. Einmal hatten wir das Hotel gewechselt, in der Hoffnung, Dr. Xi auf diese Art und Weise abhängen zu können. Eine erfolglose Aktion: Wir stellten gerade unsere Koffer an der Rezeption unserer neuen Bleibe ab, um die Zimmerschlüssel in Empfang zu nehmen und das übliche Formular auszufüllen, als wir aus den Augenwinkeln eine uns sehr vertraute Plastiktüte wahrnahmen. Wir drehten uns zur Seite und dort in der Lobby, auf einem der Sofas, saß Dr. Xi und grinste uns an.

Uns war schnell klar, dass der Mann auf uns angesetzt worden war, um uns zu beschatten und zu kontrollieren. Er war einfach zu gut informiert über unseren jeweiligen Aufenthaltsort, als dass man noch an einen Zufall glauben konnte. Einmal stellten wir ihn auf die Probe und fragten, ob er uns zeigen könne, wo man schöne Bilder kaufen könne. Daraufhin führte er uns in eine dieser überteuerten Läden, in denen nur Kunst zu kaufen war, an der die Zensur garantiert nichts auszusetzen hatte. Wir hatten bereits von einem chinesischen Kollegen gehört, dass in ehemaligen Munitionsfabriken am Stadtrand junge Künstler eingezogen waren und Ateliers eröffnet hatten. Sie hatten in den lange leerstehenden Gebäuden nicht nur günstige und helle Räume gefunden, sondern auch eine Nische im System, ihre Kunst war alles andere als regierungsfreundlich. Leider konnten wir den Kollegen nicht mehr bitten, uns dorthin zu führen. Bei einem gemeinsamen Abendessen im Restaurant wurde er plötzlich von zwei fremden Männern vom Tisch weggeholt. Er durfte sich noch nicht einmal von uns verabschieden. Seitdem haben wir nichts mehr von ihm gehört. Wir vermissten ihn sehr und machten uns große Sorgen. Und nicht selten wünschten wir, man hätte nicht ihn, sondern Dr. Xi vom Tisch weggeholt.

Keine Frage, China machte es uns nicht leicht. Es gab Momente, da half nur die innere Immigration. Wir suchten unsere eigenen Nischen im chinesischen Alltag, entwickelten Rituale und Gewohnheiten. So machten wir es uns zum Beispiel zur Angewohnheit, auf dem Heimweg von der Akademie ins Hotel von den Straßenverkäufern geschnitzte Ananas und Pfannkuchen zu kaufen, die wir dann auf dem Hotelzimmer aßen. So mussten wir nicht in einem Restaurant zu Abend essen, stundenlang inmitten fremder Menschen sitzen und uns Beobachtern aussetzen. Es war der bewusste Versuch, alles andere auszublenden, ganz für uns zu sein und China vor der Tür zu lassen. Aber natürlich wurde uns gerade in diesen Momenten so richtig bewusst, was wir eigentlich für ein Leben führten: ein Leben im Hotelzimmer, ein Leben irgendwo dazwischen. In Deutschland pendelte ich seit Monaten zwischen Hannover und Bramsche und kam nirgendwo richtig an. Was in meinem Leben fehlte, war ein Ruhepol, eine solide Basis, ein unverrückbarer Lebensmittelpunkt.

»Wenn wir nach Hause kommen«, hörte ich mich eines Abends sagen, während ich ein Stück Ananas in einen Pfannkuchen rollte, »machen wir Nägel mit Köpfen. Dann wird das Haus gekauft und geheiratet.«

Sabine verschluckte sich. Ich weiß nicht, ob es an dem Stück Ananas lag oder daran, dass sie auf einmal lachen musste. Wenn sie jemals einen Heiratsantrag von mir erwartet haben sollte, dann sicher nicht auf diese plumpe Art. Auch ich musste lachen.

DIE CHINESEN ERKLÄREN die Beziehung zwischen Mann und Frau mit ihrem klassischem Gegensatzpaar Yin und Yang. Der Mann ist Yin, er ist aktiver, schneller und unbeständiger als die Frau, die Yang ist und damit passiver, langsamer, ruhiger und milder. Yin und Yang, Mann und Frau, sind komplett konträr, aber sie brauchen einander, bringen einander hervor und bilden zusammen eine Einheit. Sie sind sogar aufeinander angewiesen, da sie in der Partnerschaft Energien austauschen. Beim Geschlechtsverkehr bekommt die Frau Nierenenergie vom Mann und der Mann Milzenergie von der Frau. Doch eine gute, vitale Partnerschaft steht auch ohne Sex in einem permanenten Energieaustausch. Die Chinesen gehen sogar soweit zu sagen: »Wenn du den kranken Partner nicht in die Praxis bekommst, dann behandele den gesunden Partner! Ist zum Beispiel der Mann krank, behandele die Frau. Versuche, die Anteile in ihr, die vom Mann beeinflusst werden, so zu formieren, dass sie, wenn sie nach Hause geht, seine Krankheit neutralisieren kann.« Ich habe solche Interaktionen beobachtet, aber nie derartige Strategien ausprobiert. Und natürlich ist eine intakte Partnerschaft die Voraussetzung für den Erfolg einer solchen Behandlung.

Was mich und Sabine betrifft, so haben wir eine ganz wunderbar funktionierende, harmonische, dynamische und paritätische Yin-und-Yang-Beziehung. Wir sind komplett verschieden und ergänzen uns aufs Beste. Ich bewundere ihren Sinn für Organisation, ihre Willensstärke, ihre Unermüdlichkeit, ihre Menschenkenntnis und ihre Fähigkeit, alles wiederzufinden. Sie ist die ideale Managerin. Ich liebe sie wegen ihrer Warmherzigkeit und ihrer ehrlichen, positiven Ausstrahlung, für ihre Impulsivität und ihre Intelligenz. Während sie an mir meine Gabe bewundert, mit Patienten umzugehen und überhaupt zu heilen. Sie schätzt es, dass ich Dinge, die sie ärgern, traurig machen oder ihr Angst einjagen, in einem anderen Licht betrachte und ihr Mut machen kann. Wir haben schnell nicht nur unseren Alltag, sondern auch die Arbeit entsprechend unserer Talente organisiert. Sabine übernimmt sämtliches Organisatorisches, so verwaltet sie zum Beispiel komplett die TCM-Ausbildung in Bramsche, und ich bin für das Medizinische zuständig. Wir sind inzwischen so aufeinander eingespielt und angewiesen, dass ein Leben ohneeinander nicht nur undenkbar ist, sondern vermutlich auch gar nicht funktionieren würde. Der Heiratsantrag war demzufolge keiner großen Überlegung wert. Es würde zwar meine dritte Ehe werden. Aber noch nie zuvor war ich mir so sicher gewesen, dass es diesmal wirklich das Richtige, das Wahre ist.

Wir haben es dann tatsächlich so gemacht. Nach unserer Rückkehr aus China im April haben wir erst den Kaufvertrag für das Haus unterschrieben, und fünf Monate später die Urkunde auf dem Standesamt, die uns rechtlich zu Mann und Frau erklärt. Die Hochzeitsfeier fand in demselben Hotel statt, in dem ich auch mein erstes Gespräch wegen der Chefarztstelle in Bramsche hatte.

# 7 Teamwork und Tinnitus

SEIT MEHR ALS einem Jahr bin ich nun schon an der Klinik, und die TCM hat immer noch keine eigenen Räume. Nach wie vor müssen wir uns mit der Chirurgie eine Ambulanz teilen – wir, das sind zwei chinesische TCM-Professorinnen und ich. Das funktioniert zwar nicht schlecht, weil die Chirurgen meistens im OP stehen und die Ambulanz ohnehin nicht den ganzen Tag besetzt ist. Dennoch gibt es aufgrund dieses Provisoriums in meinem Tagesablauf oft Verzögerungen. Zudem ist die Atmosphäre in diesem klinischen Raum alles andere als ideal. Wir behandeln unsere Patienten zwischen chirurgischen Apparaten und Schränkchen, auf denen Edelstahlbehälter mit Tupfern und sterilisierten OP-Utensilien stehen. An der Wand hängen Bildschirme für Röntgenbilder. Und das Licht im Raum kommt aus OP-Lampen, die es durch ihre Strahlkraft zwar vermögen, dem Chirurgen noch das winzigste Äderchen zu beleuchten, aber genauso dafür sorgen, dass sich zwischen den gekachelten Wänden ein Gefühl von Entspannung gar nicht erst einstellen kann. Wir haben ein paar Liegen in den Raum gestellt und diese mit Paravents voneinander getrennt, um ein bisschen Privatsphäre zu schaffen. Schließlich ziehen sich unsere Patienten bis auf die Unterhose aus. Doch für einige ist das wohl eine Zumutung gewesen, die haben wir nach der ersten Behandlung nie wieder gesehen. Zum Glück halten es aber die meisten Patienten bei uns aus. Mehr noch: Sie kommen wieder und erzählen auch anderen von unserer Abteilung. Seit Beginn meiner Tätigkeit am 1. November 1996 haben sich die Patientenzahlen der TCM am Klinikum in Bramsche vervierfacht.

Das ist sicher nicht allein mein Verdienst. Aber natürlich ist es von Vorteil, wenn ein deutscher Arzt die Aufnahme der Patienten vornimmt. Zuvor waren die chinesischen Ärztinnen mit dem Patienten und einer Dolmetscherin allein. Für viele, die überhaupt zum ersten Mal mit der TCM in Berührung kamen und für die das alles ohnehin sehr fremd war, die sich vielleicht auch überwinden mussten, diesen Schritt zu gehen, hat es das nicht unbedingt leichter gemacht. Hinzu kommt, dass man bestimmte Krankheiten, wie etwa Blasenschwäche oder Erektionsstörungen, besser vis-à-vis bespricht, ohne Dritte im Raum.

Die Arbeitsteilung mit meinen zwei chinesischen Professorinnen sieht so aus, dass ich mich um die Anamnese kümmere, die Patienten im Gespräch darauf vorbereite, was sie während der Behandlung erwarten wird, und sie dann weiterleite. Ich bin eigentlich nicht eingestellt worden, um selbst zu nadeln. Ich soll eher leiten, vermitteln und repräsentieren. Allerdings lasse ich es mir natürlich nicht nehmen, den einen oder anderen Patienten auch zu behandeln. Ich möchte nicht aus der Übung kommen. Und ich möchte vor allem weiter dazulernen. Denn ich habe längst begriffen, dass, wer sich mit der TCM beschäftigt, sein Leben lang lernen würde – eine Aussicht, die mich keineswegs abschreckte, im Gegenteil, hatte ich mir doch in jungen Jahren schon geschworen, mich immer weiterbilden und nie auf dem Erreichten ausruhen zu wollen. Jetzt habe ich die Möglichkeit, zwei bestens ausgebildeten TCM-Ärztinnen täglich über die Schulter zu schauen. Und das tue ich. Dazu habe ich als Erstes Englisch als unsere Dokumentensprache eingeführt, schließlich kann ich kein Chinesisch, und das Deutsch meiner Kolleginnen ist noch nicht so gut wie ihr Englisch. So ist es für uns alle möglich, nachzuvollziehen, was in den Akten steht. Da ich für die Aufnahme der Patienten zuständig bin und deren Probleme kenne, ist es für mich äußerst interessant zu sehen, wie die Chinesen behandeln, welche Strategien sie entwickeln – das heißt, welche Nadeln sie setzen. Und so wird der Professor auf einmal wieder zum Schüler.

Überhaupt sind wir ein gutes Team. Wir kommen gut miteinander zurecht und es gelingt mir, Chef zu sein, ohne mich über die anderen erheben zu wollen – was nicht nur aufgrund meiner Körpergröße schon ein hoffnungsloses Unterfangen wäre, auch im Hinblick auf meine Qualifikation: Ist es doch nun einmal so, dass ich von meinen Mitarbeiterinnen mehr lernen kann als umgekehrt. Ich weiß noch, was ich anfangs für einen großen Respekt vor meiner neuen Aufgabe hatte. Als ich mich gerade entschlossen hatte, diese Stelle anzunehmen und auf einmal ein bisschen Panik bekam, ob ich ihr überhaupt gewachsen war, rief ich Ji Huang an. Sie ist eine chinesische Ärztin aus Shanghai, die in China neben der westlichen Medizin auch TCM gelernt hat und in Deutschland eine Facharztausbildung zur Allgemeinmedizinerin angefangen hatte. Eines Tages hatte sie bei mir in der Praxis in Hannover angerufen, um sich nach einer Stelle zu erkundigen. Nie im Leben hätte ich hinter der Frau am Telefon, die nahezu akzentfrei Deutsch sprach, eine Chinesin vermutet. Bald nach diesem Gespräch wurde Ji Huang meine Kollegin in Hannover und sehr bald darauf auch eine gute Freundin. Auf meine Bedenken bezüglich meiner Qualifikation für die Aufgabe in Bramsche hatte sie nur eine glasklare Antwort: »Günter, wer, wenn nicht du, soll diesen Job machen! Natürlich schaffst du das!« Sie sollte offensichtlich Recht behalten. Bisher klappt es zumindest bestens. Es funktioniert mit Respekt vor den Fähigkeiten des anderen – und vor den kulturellen Eigenarten.

So hatte ich mich zum Beispiel schnell daran gewöhnt, dass die Chinesinnen mittags immer gegen 12 Uhr in ihren Wohnungen am Krankenhaus verschwanden, um ihren Mittagsschlaf zu halten. Ich beobachtete eine Weile, wie sie dieses Ritual gnadenlos durchzogen. Selbst an Tagen, an denen das Wartezimmer voll war, hatten sie die Ruhe weg und richteten es schließlich immer so ein, dass der Mittagsschlaf nicht ausfiel. Bereits in Peking hatte ich den ausgeprägten Hang der Chinesen zum Nickerchen beobachten können und oftmals bewundernd zugesehen, wie sie nahezu überall und zu jeder Zeit in der Lage waren zu schlafen. Ich sah Rikschafahrer, die auf dem Sattel sitzend und mit den Füßen auf dem Lenkrad einfach wegdösten. Ich sah Bauarbeiter, die sich kurz in der Schubkarre zusammenrollten. Ich sah Mitarbeiter im Institut mit dem Kopf auf dem Schreibtisch. Der Mittagsschlaf ist in China sogar gesetzlich geregelt, wurde mir damals erklärt. Denn nach Artikel 49 der Verfassung hat das arbeitende Volk das Recht zu ruhen. Allerdings wurde 1984 die Mittagspause unter allgemeinem Protest auf eine Stunde eingeschränkt. *Xeu-Xi* heißt Mittagsschlaf übrigens auf Chinesisch. Das klingt nicht nur wie eine Zauberformel, es scheint auch tatsächlich eine zu sein. Zumindest glaube ich, dass Xeu-Xi erklärt, warum die Chinesen mit Mitte Fünfzig immer noch so jugendlich aussehen, als hätten sie gerade erst ihren 30. Geburtstag absolviert. Und es erklärt auch, warum so etwas wie Tinnitus für die Chinesen ein Fremdwort ist.

Bei einem *Tinnitus aurium* (lateinisch, »das Klingeln der Ohren«) oder kurz *Tinnitus* nehmen die Betroffenen Geräusche wahr, die keine äußere, für andere Personen wahrnehmbare Quelle besitzen. Von einem »hubschrauberartigen Knattern«, einem »Brummen wie bei einem Schiffsmotor« sprechen die Patienten oder von einem Zischen, das man hört, wenn man aus einem aufgepumpten Fahrradschlauch das Ventil herausdreht und plötzlich alle Luft ablässt. Häufig pulsieren die Geräusche im Rhythmus des eigenen

Herzschlags, etwa als Klopfen, Tuten oder explosionsartiges Knallen. In Deutschland sind derzeit rund acht Millionen Menschen von einem Tinnitus betroffen, Tendenz steigend. Schulmedizinisch betrachtet bestehen die besten Heilungschancen innerhalb der ersten Tage. Durch Infusionen oder Sauerstofftherapie lassen sich schlappe Hörzellen in vielen Fällen wiederbeleben. Besteht das Ohrensausen aber erst einmal Wochen oder gar Monate, lässt es sich nur noch selten heilen, und die Patienten bekommen oft zu hören, dass sie mit den Geräuschen im Ohr einfach zu leben hätten. Alternativen Heilmethoden für den Tinnitus traute man bisher nicht so recht über den Weg. Im September 1996 wurde in der *Süddeutschen Zeitung* dazu Professor Hasso von Wedel von der Universitätsklinik Köln mit folgenden Worten zitiert: »Manchmal werden den verunsicherten Patienten wunderbare Erfolge versprochen. Wer aber viel Geld für eine Lasertherapie oder Akupunktur ausgeben will, sollte wissen, dass die Erfolgsquote nicht höher liegt als die Spontanheilungsrate ohne Behandlung.« Er plädierte für die so genannte Retraining-Therapie. Dabei soll der Tinnitus, der sich ins Gehirn eingebrannt habe wie die Schrift auf dem Computer-Monitor, wenn der Bildschirmschoner ausfällt, sozusagen zurücktrainiert werden. Helfen sollen ein Hörberater, ein Team aus Ärzten und Psychologen sowie eine Art Hörgerät, das ständiges Rauschen in der Lautstärke des Tinnitus erzeugt und somit den natürlichen Hörfilter im Hirn wieder aktiviert, mit dem unerwünschte Geräusche ausgeblendet werden können. Diese Therapie wird auf ein bis zwei Jahre angesetzt. Die Ursachen eines Tinnitus sind noch nicht hinlänglich erforscht, auffallend ist jedoch, dass vor allem Menschen davon betroffen sind, die viel Verantwortung, viel Stress und zu viel Arbeit zu bewältigen haben. Menschen also, die sicherlich nicht dazu kommen, täglich einen Mittagsschlaf zu halten.

Für meine chinesischen Kolleginnen ist Tinnitus vermutlich eine der ersten Vokabeln, die sie hier in Deutschland gelernt haben – so wie ich umgekehrt mit als Erstes von ihnen erfahren habe, was *Xeu-Xi* bedeutet. Auch wenn Tinnitus in ihrer Heimat offensichtlich nicht so oft vorkommt, so wissen meine Kolleginnen doch, ihn sehr erfolgreich zu behandeln. In der TCM wird Tinnitus nicht als eigene Krankheit betrachtet, in der Regel ist er tatsächlich ein Symptom einer anderen Krankheit. Hier setzt die TCM mit ihrem ganzheitlichen Anspruch sehr erfolgreich an. Wichtig bei einer Tinnitus-Behandlung ist zunächst einmal, die Ursache festzustellen. Vier mögliche gibt es, ausgehend von den Organen Leber, Milz und Niere. Die Niere ist grundsätzlich für die Ohren zuständig. Aber auch unter schulmedizinischen Aspekten gesehen ist nicht sicher, ob der Tinnitus aus dem Ohr selbst kommt oder im Rahmen der Datenverarbeitung im Gehirn entsteht. Es soll eine EEG-Welle dem Tinnitus zuzuordnen sein. In der TCM ist der wichtigste Zugangsmeridian zum Tinnitus der *San Jiao* oder Dreifach-Erwärmer. Er heißt so, weil er alle drei Körperabschnitte, nämlich Brustkorb mit Kopf und Armen, Oberbauch und Unterbauch mit den Beinen, miteinander verbindet. Er sorgt also für den Energiefluss durch alle Etagen. Der wichtigste Lokalpunkt ist *San Jiao 21*, vor dem Ohr, und der wichtigste Fernpunkt *San Jiao 2*, zwischen dem vierten und fünften Finger. Zusätzlich werden natürlich noch gemäß der chinesischen Diagnostik weitere Punkte individuell nach den vier Ursachen für die Akupunktur ausgewählt. Diese Therapie braucht nicht Jahre, um Wirkung zu zeigen. Oft ist das unangenehme Pfeifen oder Rauschen bereits nach wenigen Sitzungen Geschichte.

Als die Weltgesundheitsorganisation WHO Anfang der 1980er Jahre eine Liste von rund vierzig Krankheitsbildern aufstellte, bei denen die Anwendung der Akupunktur empfohlen wurde, gehörte neben Kopfschmerzen, Migräne, Rheuma, Schlafstörungen, Lähmungen nach einem Schlaganfall, nervösen Erschöpfungszuständen und den Entzugserscheinungen nach

Drogen-, Medikamenten- oder Alkoholmissbrauch auch Tinnitus dazu. Dennoch kommt diese alternative Therapie für Tinnitus erst sehr langsam ins Bewusstsein der Patienten. Dass namhafte Professoren in wichtigen überregionalen Tageszeitungen sogar davor warnen, verunsichert natürlich zusätzlich. Doch wenn der Schulmediziner irgendwann nicht mehr weiterweiß, bleibt den Tinnitus-Geplagten nichts anderes übrig als nach Alternativen zu schauen. Und so landen immer mehr Patienten mit den Geräuschen im Ohr bei uns in der Klinik. Und vielen haben wir schon geholfen. Manchmal machen sich meine chinesischen Kolleginnen einen Spaß daraus, die Tinnitus-Patienten eines Tages zu zählen. Wir haben schon überlegt, unsere Abteilung nicht mehr Abteilung für TCM, sondern Abteilung für Tinnitus zu nennen.

Auch ich selbst habe mich einmal einer solchen Behandlung unterziehen müssen. Durch die anstrengende Pendelei zwischen Bramsche und Hannover und den ganzen Stress, den diese Doppelbelastung mit sich gebracht hat, bekam ich plötzlich über Nacht selbst einen Tinnitus. Die Akupunktur der Kolleginnen hat auch mir geholfen, der nervige Pfeifton im Ohr ist weg – und ich hoffe, er kommt nicht wieder. Alles in allem ist in meinem Leben mittlerweile auch wieder mehr Ruhe eingekehrt. Die Praxis in Hannover ist verkauft, und ich muss nicht mehr pendeln. Ich genieße es, vom allgemeinmedizinischen Alltag befreit zu sein und mich voll und ganz auf die chinesische Medizin konzentrieren zu können. Endlich komme ich dazu, mich wieder vermehrt meinem Selbststudium zu widmen, zu lesen und zu forschen. Das tue ich – was zur Folge hat, dass ich sehr bald wieder mit den Ohren zu tun habe. Aber nicht in Form eines erneuten Tinnitus, nein, das Ohr an sich hat es mir angetan.

## 8 Mit dem Ohr sehen

IN DEN 1950ER Jahren entwickelte der Franzose Paul F. M. Nogier (1908–1996) aus Lyon die Ohr-Akupunktur, auch *Aurikulotherapie* genannt. Von Frankreich breitete sie sich bis nach China aus, wo Nogier sich mit chinesischen Akupunktur-Experten abstimmte und wo sie heute ebenso wie in vielen anderen Ländern praktiziert wird. Sie gehört nicht zur traditionellen chinesischen Akupunktur und hat auch nichts mit den Meridianen zu tun. Sie geht vielmehr davon aus, dass sich in der Ohrmuschel sämtliche Organe des Körpers abbilden – und sich dort auch behandeln lassen.

Man stelle sich vor, ein hockender Embryo liegt mit dem Kopf nach unten in der Ohrmuschel. Demzufolge verteilen sich die inneren Organe im Ohr. Der Kopf des Fötus füllt das gesamte Ohrläppchen aus. Hier befinden sich auch die korrespondierenden Punkte für die Sinnesorgane, das Gehirn, das Kiefergelenk, die Zähne, die Kieferhöhlen und die Gesichtsmuskulatur. Mit dem Rücken liegt der Embryo am hinteren Ohrrand an, weshalb dort auch die Punkte für die Wirbelsäule zu finden sind. Der Bauch bedeckt die Ohrmuschel, weshalb dort die Punkte für sämtliche Eingeweide liegen, ebenfalls auf dem Kopf stehend. Die Beine verschränkt der Embryo schließlich in der Nähe der Vertiefung im oberen Bereich der Ohrmuschel, *Fossa triangularis* genannt. Dort sind die Extremitätenpunkte angesiedelt.

Bei der Ohr-Akupunktur passiert nun nichts anderes, als dass bei bestimmten Leiden die entsprechenden Punkte mittels Nadeln oder Körnchen stimuliert werden. Seitdem ich Ohr-Akupunktur praktiziere, habe ich sie als eine sehr effiziente Behandlungsmethode mit oft sehr unmittelbarer Wirkung erlebt. Ich wende sie in erster Linie bei Kindern oder bei Patienten mit Heuschnupfen, Asthma und Rückenschmerzen an – bei Kindern vor allem wegen der Möglichkeit, statt Nadeln Samenkörnchen am Ohr zu platzieren und somit eine schmerz- und angstfreie Behandlungsmöglichkeit anzubieten. Sogar Säuglinge kann man so mit Akupunktur behandeln.

Auf die Ohr-Akupunktur stieß ich im Zuge meines eigenen Weiterbildungsdrangs. Bei meinen China-Aufenthalten besorgte ich mir unter anderem auch ein Buch zu diesem Thema. Darin las ich, dass man bei Frauen, die Schmerzen im rechten Unterbauch haben, neben den sonst üblichen Diagnosemethoden über den Puls und die Zunge auch ins Ohr schauen würde. Die Schmerzen können nämlich sowohl auf eine Blinddarmentzündung als auch auf eine Eierstockentzündung oder eine Bauchhöhlenschwangerschaft hinweisen. Um das zu unterscheiden und festzustellen, ob die Patientin ein Fall für die Gynäkologie oder die Chirurgie ist, schaut man nach Farbveränderungen im Ohr. Im Falle einer Blinddarmentzündung muss in dem Bereich direkt oberhalb der Helixwurzel des Ohres eine solche zu beobachten sein, im Fall einer Eierstockentzündung oder Bauchhöhlenschwangerschaft hingegen in der Fossa triangularis des Ohres. Beide Punkte sind ungefähr einen Zentimeter voneinander entfernt und durch den unteren Schenkel der Fossa triangularis getrennt.

Von dem Gedanken, über das Ohr nicht nur behandeln, sondern auch diagnostizieren zu können, war ich sofort fasziniert. Es erschien mir sehr plausibel: Wenn die mir bekannten Akupunkturpunkte ohnehin mit den Organen korrespondieren und man über die Stimulierung dieser Punkte auf diese Einfluss nehmen kann, dann müsste es doch umgekehrt auch so sein, dass die Punkte selbst einem Informationen über ihren Zustand liefern können. Und das dürfte doch nicht nur in dem in der Literatur beschriebenen Fall der Frau mit den schwer identifizierbaren Bauchschmerzen funktionieren, sondern in vielen anderen Fällen und bei vielen anderen Symptomen auch. Man müsste das nur einmal überprüfen.

Nach der Lektüre des Buches begann ich, mir die Ohren meiner Patienten nun sehr genau anzuschauen. Ich suchte nach pathologischen Veränderungen der Ohrmuschel, wie Gefäßveränderungen, Farbveränderungen, Rötungen, Abblassungen, Hautdicke, Schwellungen, Knoten und Schuppen, und erhoffte mir von ihnen Hinweise auf Erkrankungen. Schließlich wagte ich es, meine Patienten vorsichtig zu fragen, ob sie etwa Verspannungen im unteren Rückenbereich hätten oder vielleicht Probleme am Knie. Meine Vermutung gründete sich einzig und allein auf Verfärbungen an den entsprechenden Punkten im Ohr. Es zeigte sich, dass ich sehr oft Recht hatte. Die Patienten waren davon nicht minder überrascht als ich. Sehr bald entdeckte ich zum Beispiel, dass man den Eingang des Magens sehr gut erkennen konnte, und zwar an der Spitze der Helixwurzel. Eine häufige Erkrankung ist eine Schwäche des Mageneingangsmuskels, die mit Sodbrennen verbunden ist. Also fragte ich unvermittelt, wenn ich an der bestimmten Stelle Auffälligkeiten feststellte: »Haben Sie eigentlich auch Sodbrennen?« Darauf hin wurde ich so verblüfft wie ungläubig angesehen, als hätte ich mal eben den Geburtstag samt Geburtsstunde des Patienten erraten. Genauso überrascht wie meine Patienten war ich selbst von dem, was ich da tat. Eine Diagnostik nur über das Ohr – wäre das tatsächlich möglich?

Meine Vermutung schien sich zu bestätigen. Allem Anschein nach erlaubt der Durchblutungszustand von Blutgefäßen an den verschiedenen Orten in der Ohrmuschel Rückschlüsse auf den Gesundheitszustand desjenigen Körperteils, das mit dieser Lokalisation in der Ohrmuschel korrespondiert. Störungen im Körper wirken auf die entsprechenden Stellen im Ohr zurück und hinterlassen dort Spuren, die man deutlich sehen kann. Und nicht nur das: Indem man diese Punkte behandelt, kann man die erkrankten Stellen im Körper beeinflussen.

Es zeigte sich, dass ich allein über die Beschaffenheit des Ohrs Krankheiten erkennen konnte, die sonst nur durch aufwändige Verfahren wie Röntgen sichtbar gemacht werden können. Doch nicht genug damit: Ich vermochte mit dieser Methode sogar Krankheiten zu sehen, die noch gar keine Symptome gezeigt hatten, aber schon im Körper vorhanden waren. Manchmal kamen Patienten zu mir, die meine Frage nach einem bestimmten Leiden, das ich im Ohr zu erkennen gedacht hatte, während der Ohrdiagnose verneint hatten und nun, Tage oder Woche später, dann doch bestätigten.

Diese Erkenntnisse euphorisierten mich. Ich musste mich richtig zusammenreißen, nicht jedem Menschen, dem ich begegnete, schamlos ins Ohr zu starren. Manchmal ertappte ich mich dabei, wie ich vor dem Fernseher dem Nachrichtensprecher, der sich für eine Live-Schaltung zu einem Korrespondenten zur Seite drehte, mal eben ferndiagnostizierte. Ich wurde immer sicherer. Irgendwann stellte ich keine Fragen mehr, sondern formulierte Aussagen. Ich fragte nicht: »Haben Sie Probleme mit der Schulter?«, sondern stellte diese fest. Mittlerweile kann ich vor allem Erkrankungen oder Verspannungen im Bewegungsapparat ziemlich sicher diagnostizieren. Immunologische Erkrankungen wie Allergien zeigen sich häufig anhand eines meist bläulichen Gefäßes, das vom Bereich *Shen men* in der Fossa triangularis des Ohres auf den Allergiepunkt 4 hinzieht. Bei einem Bandscheibenvorfall sieht man oft ein gestautes Gefäß über dem in der Ohrmuschel repräsentierten Bereich der Lendenwirbelsäule, in dem die Störung vorliegt. Kopfschmerzen oder Verspannungen der Nacken- und Schulterpartie sind über kleine Gefäßzeichnungen im Halswirbelsäulen-Areal des Ohrs nachweisbar. Ischiasbeschwerden zeigen sich oft als Gefäßauffälligkeit in der Ischiasregion. Hier finden sich bei länger bestehenden Beschwerden übrigens die gleichen Farbveränderungen wie sie auch bei venösen Durchblutungsstörungen an den Beinen Betroffener oft gefunden werden.

Ich erkannte zudem, dass man akute von chronischen Erkrankungen anhand der Farbe unterscheiden kann: Erstere sind eher hellrot, chronische eher bläulich. Ich entdeckte sogar einen Punkt, der auf eine Krebserkrankung hinweisen kann: einen kleinen braunen Fleck am Übergang vom Ohrläppchen zum Knorpelrand des Ohres; »Café au lait«-Fleck sollte ich ihn später nennen. Aber natürlich muss man mit Verallgemeinerungen sehr vorsichtig sein. So ein Punkt kann auch einfach ein harmloser Leberfleck sein. Ich würde mir nie anmaßen, allein aufgrund des Vorhandenseins eines solchen kleinen braunen Fleckens an dieser Stelle Krebs zu diagnostizieren. Ich würde dem Patienten aber vielleicht zu einer Vorsorgeuntersuchung raten. Ebenso ist es schwierig, aus Verfärbungen und hervortretende Äderchen eindeutige Rückschlüsse zu ziehen. Die Blutgefäße am Ohr können unter anderem auch durch bestimmte Medikamenten beeinflusst sein. Werden etwa blutverdünnende Mittel eingenommen, zeigen sich deutlich mehr Gefäße als normalerweise und diese sind zum Teil sehr dünnkalibrig. Dadurch ist es schwieriger, das relevante Gefäß zu finden, insbesondere bei älteren Patienten. Altersflecken können ebenfalls Schwierigkeiten bei der Diagnose bereiten.

Aber auch bei jungen Patienten ist nicht alles sofort eindeutig. Wer zum Beispiel eine reduzierte Kreislaufleistung hat, verfügt auch über nur schlecht durchblutete Ohrgefäße, weshalb sich dort nur schwer Krankheiten ablesen lassen. In diesem Fall hilft oft eine kleine Massage mit Daumen und Zeigefinger. Da die Gefäße auf wichtige Punkte hinweisen, ist es unerlässlich, sie auch zu finden, etwa beim Heuschnupfen. Ist das horizontale Gefäß nicht erkennbar, steche ich in den Punkt *Shen men* und warte ein bis zwei Minuten. In dieser Zeit entwickelt sich in der Regel ein aus der Haut erhabenes Gefäß, ausgehend von *Shen men* horizontal zum Allergiepunkt hinziehend. Dort, wo das Gefäß die Helix erreicht, ist dieser Allergie- oder auch Immunpunkt. Daher ist es besonders wichtig, bei der Ohr-Akupunktur immer mit dem Punkt *Shen men* zu beginnen, da sonst von den Nadeln provozierte Gefäßveränderungen erst nach der Behandlung erkennbar werden, wenn der Patient die Ambulanz bereits verlassen hat und der Therapeut sie nicht mehr diagnostisch verwenden kann. Diese Gefäßveränderungen (Erhebungen, die aus dem Hautniveau heraustreten, aber sich nicht farblich von der Haut abheben) stellen ein Phänomen dar, das bislang in der Literatur noch nicht beschrieben worden ist. Man könnte es das Gunia-Phänomen nennen.

Das Geniale an der Ohr-Diagnostik ist, dass sie nicht nur zeigt, wo etwas im Argen liegt, sondern auch gleich darauf hinweist, wo behandelt werden muss. Im Prinzip hat man einfach nur die auffälligen Stellen mit Nadeln oder Körnchen zu versorgen, dann müsste sich eine Besserung einstellen. Sollte es tatsächlich so einfach sein? Ich werde diese Zusammenhänge genau beobachten und auf diesem Gebiet weiter forschen.

*Ich kam zu Professor Gunia, weil meine Tochter auf einmal Probleme mit ihren Augen bekam. Im Alter von zehn Jahren hatte sie eine Reihe von Infekten, die vom Kinderarzt unter anderem auch mit Antibiotika behandelt wurden. Leider führten diese zu Nebenwirkungen wie unerträglichen Kopf-*

*schmerzen und Übelkeit. Nach etwa vier Wochen schien sie endlich wieder auf dem Weg der Besserung – als sie plötzlich über Doppelbilder klagte. Der Augenarzt, den wir sofort konsultierten, untersuchte die Augen gründlich, konnte aber keine Ursache dafür erkennen. Er vermutete, es könne sich um ein latentes Schielen handeln, welches ab und an vorkäme, verursacht zum Beispiel durch einen Wachstumsschub. In ein paar Tagen, so meinte er, wäre das wieder vorbei. Tatsächlich aber wurde aus dem latenten Schielen ein echtes Schielen. Das rechte Auge rutschte immer mehr in den rechten Augenwinkel. Nach weiteren zwei Wochen und nochmaliger Konsultation des Augenarztes wurde meine Tochter zum MRT überwiesen, woraufhin zumindest ein Hirntumor ausgeschlossen werden konnte. Die Symptome blieben, und es war für meine Tochter zusehends anstrengender, in der Schule mitzuarbeiten und Klassenarbeiten zu schreiben. Auf der Suche nach Hilfe haben wir schließlich Herrn Dr. Gunia kontaktiert, der meiner Tochter zunächst in die Ohren schaute. Das Schielen schien für ihn eine Reaktion auf die Reihe der Infekte zu sein. Entsprechend behandelte er mein Kind mittels Körnchen, die er auf die Akupunkturpunkte im Ohr setzte. Über die Ohrdiagnostik konnte er übrigens auch sehen, dass meine Tochter kürzlich Probleme mit den Rückenwirbeln gehabt hatte. Darüber hatte ich mit ihm gar nicht gesprochen. Wie durch ein Wunder sind bereits am nächsten Morgen die Doppelbilder zeitweilig verschwunden. Nach vier Tagen war das Schielen komplett zurückgegangen und ist bis heute nicht wieder aufgetreten.*

# 9 Ich bin ein Problem

DAS UNGLÜCK, SO zeigt die Geschichte, kommt gern an einem Freitag. »Schwarze Freitage« nennt man diese Tage, an denen Börsen zusammenkrachen, Demonstrationen blutig enden oder andere Krisen beginnen. Bereits die Römer bezeichneten einen Unglückstag als *dies ater*, als »Schwarzen Tag«. Schwarz ist die Farbe der Trauer und des Bösen, sie steht für eine Bedrohung. Und der Freitag gilt bei Christen als besonderer Unglückstag, seitdem an einem Freitag, dem Karfreitag, ihr Retter ans Kreuz genagelt wurde.

Als ich an jenem Freitag im Februar 1998 wach werde, ahne ich noch nicht, dass dieser Freitag ein schwarzer werden sollte. Doch wenige Stunden später sitze ich im Konferenzraum der Klinik und schaue in finstere Gesichter. Der ärztliche Direktor, der Chef der Chirurgie, der Geschäftsführer der Klinik und der ehrenamtliche Geschäftsführer des Johanniterordens haben sich an einem runden Tisch versammelt, um mit mir zu sprechen. Sie sitzen nebeneinander an der einen Hälfte des Tisches, ich ihnen gegenüber an der anderen. Sie kommen schnell auf den Punkt.

»Herr Gunia, Sie sind ein Problem!«, höre ich einen der Herren sagen.

Man hat mir ja schon vieles vorgeworfen, aber das ist mir neu. Ich möchte wissen, warum.

Die Klinik blute aus, sagt man mir, weil immer weniger Ärzte ihre Patienten diesem Krankenhaus zuweisen. Die schicken sie lieber in andere Kliniken, nach Osnabrück zum Beispiel. Schuld an dieser Entwicklung sei meine Abteilung für TCM. Dem Krankenhaus werde die Seriosität abgesprochen, weil sie auf so unorthodoxe Therapien wie Kräuterheilkunde und Nadelstechen setze. Allein die Existenz meiner Abteilung bringe das ganze Haus in Verruf.

Ich traue meinen Ohren nicht. Kann das wirklich wahr sein? Stößt eine Einrichtung wie meine auf eine derart große Ablehnung in der Kollegenschaft? Ich kann es mir nicht vorstellen. Schließlich sind einige meiner Patienten über ihren Hausarzt auf uns aufmerksam geworden und wollten gern mal ausprobieren, ob die Nadeln nicht vielleicht dort helfen, wo die Schulmedizin an ihre Grenzen kommt. Es mag sein, dass der Ruf der Klinik nicht mehr der beste ist. Es wird sicher seine Gründe haben, warum uns die Allgemeinmediziner meiden. Aber dass das wirklich mit meiner Abteilung zu tun hat, wage ich zu bezweifeln. Vielmehr scheint es mir, als würde hier einfach ein Schuldiger gesucht. Und für diese Rolle sind Exoten wie ich natürlich prädestiniert.

»Aber meine Patientenzahlen steigen kontinuierlich an«, versuche ich mich zu verteidigen, »die Abteilung ist sehr erfolgreich, wir haben gute Presse …«

»Das mag ja sein«, werde ich unterbrochen, »aber das Krankenhaus lebt mehr von den stationär angewiesenen Patienten als von denjenigen, die sich von Ihnen nadeln lassen.«

Was soll ich dazu sagen? Ich schaue aus dem Fenster, wo die Bäume nach einem langen Winter gerade anfangen zu knospen. Alles sieht nach Aufbruch aus, nach Neuanfang, nach Hoffnung. Doch für mich sehe ich das Ende gekommen. Wie aus der Ferne dringt das, was die Herren bereden, an mein Ohr. Ich vernehme noch, wie man berät, die Abteilung aus der Klinik auszulagern.

Die Praxisräume der beiden Hautärzte, die man kürzlich in der Klinik angesiedelt hat, stünden doch frei. Da könnte ich meine Praxis aufmachen. Schöne Lage, direkt im Zentrum, am Markt. Ich wäre weiterhin über die Kontakte ans Krankenhaus angebunden, aber nicht mehr offiziell Teil des Ganzen, was die erhitzten Gemüter in der zuweisenden Ärzteschaft befrieden würde.

Man will mich also abschieben. Sicher, wirtschaftlich wäre es für mich kein großer Nachteil. Meine Patienten sind mir sicher. Aber ohne die Klinik im Rücken wäre mein Entwicklungspotenzial sehr eingeschränkt. Und ich müsste wieder ganz von vorn anfangen.

Nach der Besprechung fahre ich direkt nach Hause und lege mich ins Bett. Mir geht es schlecht. Ich bin am Boden zerstört. Wie soll es nur weitergehen? Bin ich nach den paar Monaten schon am Ende, schon gescheitert? Haben die Schulmediziner gewonnen? Triumphieren sie bereits ob ihres Sieges über den Chinesen?

Sabine macht sich Sorgen. Sie bringt mir Tee und Schnittchen ans Bett. Ich mag nichts essen.

AM SONNTAGABEND KLINGELT das Telefon. Eine Patientin, die mich noch nie vorher angerufen hat, ist am Apparat.

»Wie geht es Ihnen?«, fragt sie mich.

»Das sollte doch eigentlich ich fragen«, antworte ich müde, »schließlich sind Sie meine Patientin, nicht umgekehrt.«

»Aber um mich geht es gerade nicht. Also, wie geht es Ihnen?«

»Ganz ehrlich gesagt, gar nicht gut.«

Dann erzähle ich ihr, was am Freitag vorgefallen ist. Es tut gut, jemandem davon zu berichten, der nicht zum engsten Familien- und Freundeskreis gehört. Es hat schon fast etwas Therapeutisches. Bis dahin habe ich das ganze Wochenende über eher stumm und bewegungslos im Bett gelegen, während sich die Gedanken in meinem Kopf bewegten. Sie fuhren Karussell, und zwar so lange, bis einem nach dem anderen schwindelig wurde und er absprang. Am Ende war nur noch einer da, der unermüdlich weiterkreiste: Ich bin ein Problem. Ich bin ein Problem. Ich bin ein Problem.

»Haben Sie ein Foto von sich und eins von der Klinik und können Sie mir die schicken?«, höre ich die Patientin fragen. Ich stutze kurz, dann entsinne ich mich, dass die Frau einen kleinen Hang zum Übersinnlichen hat. Sie hat mich schon einmal mit esoterischen Büchern versorgt und mit Theorien konfrontiert, die ich nie richtig verstanden habe. Ich überlege kurz.

»Sie haben doch den Flyer von der Klinik«, fällt mir ein, »da ist alles drauf.«

»Stimmt. Ich muss gleich mal nachschauen, wo der ist«, sagt die Frau fröhlich, dann wird sie ernst: »Und Sie, Herr Doktor, machen sich mal keine Sorgen. Ich verspreche Ihnen, wenn Sie morgen in die Klinik kommen, wird alles so sein wie vorher. Ihnen wird es so vorkommen, als hätten sie das, was am Freitag geschehen ist, nur geträumt.«

Dann legt sie auf, und ich horche verwundert noch eine Weile dem Piepton im Hörer nach. Sabine schaut mich fragend an. Ich erzähle ihr, was die Patientin gesagt hat. Dann müssen wir beide lächeln. Was auch immer diese Frau jetzt anstellen mag, sie hat zumindest eines erreicht: Ich kann wieder lächeln.

ALS ICH AM Montag in die Klinik komme, begrüßt man mich freundlich, als wäre nichts geschehen. Ich selbst mag die Angelegenheit vom Freitag nicht ansprechen, und die anderen tun es auch nicht. Ich wundere mich darüber und mag dem Frieden kaum trauen. Den ganzen Tag über bewege ich mich durch die Klinik wie ein begossener Pudel, der jeden Moment erwartet, mit einem Fußtritt vor die Tür katapultiert zu werden. Doch nichts passiert. Ich schaue auf der Baustelle vorbei. Hier im Neubau soll in wenigen Wochen die TCM-Abteilung einziehen. Die Bauarbeiter sind emsig am Werk, offensichtlich hat sie noch niemand zurückgepfiffen. Ich bin irritiert: Habe ich das Gespräch vom Freitag vielleicht wirklich nur geträumt? Irgendwann erfahre ich schließlich, dass es nur saisonale Schwankungen in der Bettenbelegung der Klinik gegeben habe, die der ärztliche Direktor, von Haus aus Internist und TCM-Skeptiker, einfach falsch gedeutet habe.

*›Heftig‹, dachte ich, ›was ist denn jetzt los?‹ und hatte schon die Notrufnummer ins Telefon eingetippt. Bei mir, die gerade vor ein paar Wochen die Diagnose Multiple Sklerose erhalten hatte, breiteten sich starke Empfindungsstörungen an Armen und Beinen aus. Das waren die stärksten Missempfindungen, die ich bis zu diesem Zeitpunkt jemals bekommen hatte. Panik stieg in mir auf, dass ich wieder akute Entzündungen in Rückenmark und Gehirn hätte. Am liebsten hätte ich noch im gleichen Moment eine meiner zahlreichen Kortisoninfusionen erhalten. Mir war in dem Moment völlig egal, dass ich nach der letzten Kortisonbehandlung aufgrund der dadurch hervorgerufenen Muskelschwäche das Haus zwei Wochen lang nicht verlassen konnte. Ich wollte nur eine schnelle Hilfe, denn wie ich gelernt hatte, ist es bei der MS nicht die Regel, dass sich Entzündungen an den Nervenfasern ohne bleibende Schäden und somit ohne bleibende Symptome zurückbilden. Da fielen mir die letzten Sätze ein, die man mir bei meinem ersten Besuch in der TCM-Praxis vor zwei Tagen beim Entfernen der Nadeln mit auf den Weg gegeben hatte: »Bitte wundern Sie sich nicht, wenn es erst einmal zu einer Verschlimmerung kommen sollte. Das ist völlig normal.« Statt der Notrufnummer tippte ich die Nummer der*

TCM-Praxis in mein Handy, und trotz fortgeschrittener abendlicher Uhrzeit freute sich Professor Gunia über meinen Anruf, vor allem: über meine Symptome: »Das ist doch toll. Dann haben wir die richtigen Punkte stimuliert. Machen Sie sich keine Sorgen, das hört gleich wieder auf.« Ich stutzte. Ich, die Ingenieurin, die sich alles auf der Welt stets rational und naturwissenschaftlich erklärt und die eigentlich nur auf Wunsch der Familie die TCM-Praxis von Professor Gunia aufgesucht hatte, war sprachlos. Wie kann es sein, fragte ich mich, dass jemand den Puls eines Menschen fühlt, in dessen Ohr schaut, etwas von Yang-Mangel in Lunge, Milz und Niere und Energiestau redet, ein paar Nadeln setzt und damit solche heftigen Reaktionen hervorruft? Und er sollte auch noch Recht mit seiner Prognose behalten: Noch am selben Abend verschwanden die Symptome. Am nächsten Tag ging ich in einen Buchladen und kaufte mir drei Bücher über Traditionelle Chinesische Medizin. Ich wollte eine Erklärung für die Ereignisse des Vorabends. Die Literaturrecherche sowie die zahlreichen Behandlungen und fachlichen Diskussionen in den anschließenden Wochen bei Professor Gunia brachten sie mir allerdings nur bedingt. Das einzige, was ich erkennen musste: dass die Behandlungsart funktioniert. Trotz der medizinisch beurteilten Unheil- und Unaufhaltbarkeit der Multiplen Sklerose ist seit Beginn meiner Behandlung bei Professor Gunia vor drei Jahren meine Krankheit zum Stillstand gekommen. Das zeigt nicht nur die neurologische Auswertung der MRT-Untersuchungen, sondern auch mein allgemeiner körperlicher Zustand. Momentan bereite ich mich auf einen Laufwettbewerb vor. Und das, wo ich doch vor drei Jahren schon ängstlich über die Anschaffung eines Treppenliftes nachgedacht hatte.

# 10 Raum für TCM

ES IST SOMMER, als wir unsere neuen Räume im Klinikanbau beziehen. Endlich müssen wir uns nicht mehr mit den Chirurgen die Ambulanz teilen, sondern haben Platz für uns, 250 Quadratmeter für Behandlungsräume und weitere 300 Quadratmeter, die wir für unsere Seminare und Weiterbildungen nutzen können. Der Innenarchitekt hat großartige Arbeit geleistet. Er hat auf sämtlichen China-Kitsch wie Vasen oder Puppen verzichtet und stattdessen eine wunderbar zurückhaltende Symbiose zwischen moderner Ambulanzästhetik und Elementen des alten Chinas geschaffen. Manches erschließt sich erst auf den zweiten Blick, etwa dass die diagonal im Wechsel mit Fliesen angeordneten Spiegel über den Waschbecken von dem Symbol für Yin und Yang inspiriert wurden. Der Bereich für die Behandlungen unterteilt sich in verschiedene kleine Räume mit jeweils einer Liege. Diese Kabinen haben eigene Waschbecken und ein kleines Schränkchen für meine Nadeln. Es sind echte Zimmer mit einer Tür, die man schließen kann, so dass der Patient ganz für sich ist. Wenn die Nadeln ihre zwanzig Minuten wirken müssen, kann er richtig entspannen. Was für eine Verbesserung im Vergleich zu den Verhältnissen, die wir in der Chirurgie hatten. Auch der Seminarraum ist sehr praktisch strukturiert: Die Fläche kann über Trennwände in kleinere Einheiten unterteilt werden – je nachdem, wie groß unsere Seminare und Versammlungen sind.

Es herrscht eine ausgelassene Stimmung, als mein Team die neuen Räume bezieht. Wir sind inzwischen zu siebt: Neben den beiden Professorinnen aus China, der Dolmetscherin und den beiden Sekretärinnen haben wir nun auch eine Ärztin im Praktikum dabei. Im Rahmen der offiziellen Eröffnung stoßen wir mit Vertretern des Johanniterordens, einer chinesischen Delegation, Vertretern des Krankenhauses, der Krankenkassen und der ambulant tätigen Ärzte mit Sekt an. Mit dem Bezug der neuen Räume ist meine Aufbauarbeit abgeschlossen. Jetzt zieht der Alltag ein. Und ich fühle mich nach all der Aufregung und dem Hin und Her endlich angekommen: mit der TCM in diesem Klinikum und beruflich in meinem Leben. Die Wogen haben sich geglättet, wir werden akzeptiert und mehr noch: immer mehr auch respektiert.

Die Bedenken, dass die TCM-Abteilung dem Ruf der Klinik nachhaltig schaden könnte, scheinen vom Tisch zu sein. Im Gegenteil, die Johanniter planen, auch in anderen Krankenhäusern ähnliche Abteilungen einzurichten, in Radevormwald zum Beispiel und in Berlin.

IM DEZEMBER 1999 hat die frühere Berliner Gesundheitssenatorin Beate Hübner den Verein zur Förderung und Erforschung Traditioneller Chinesischer Medizin in Berlin e.V. oder kurz: den TCM-Förderverein gegründet. Hübner ist selbst Ärztin und beschäftigt sich seit Mitte der 1990er Jahre mit TCM. Dem Vorstand des Vereins gehören unter anderen Wilhelm Karl Prinz von Preußen an, mit dem ich schon mal ein interessantes Gespräch über Ohrdiagnostik geführt hatte, und Manfred Durniok, der Beauftragte des Senats für Ostasien-Fragen und unter anderem auch Initiator des chinesischen Gartens in Berlin-Marzahn. Ziel des Vereins ist die Erforschung fernöstlicher Heilkunst und die wissenschaftliche Überprüfung der Wirksamkeit von TCM, um diese, wie Hübner bei der Pressekonferenz zur Vereinsgründung erklärt hat, aus ihrer »Schmuddelecke« zu befreien. Sie hat auch schon gute Kontakte zu den Johannitern geknüpft. Der Orden plant, einen TCM-Lehrstuhl für Berlin zu stiften und an einem Krankenhaus eine TCM-Station einzurichten, ähnlich wie die in Bramsche. Eines Tages bin ich als Vertreter der Johanniter zu einer Sitzung des Fördervereins in Berlin eingeladen. Hier lerne ich Adelheid Lanz kennen, die kaufmännische Direktorin des St. Hedwig-Krankenhauses. Wir kommen ins Gespräch. Ich erzähle ihr von unserer Abteilung, und Frau Lanz wird hellhörig. Schließlich fragt sie, ob sie sich »unseren Betrieb« einmal anschauen könne.

AN EINEM SONNABEND Anfang 2001 steht sie im Wartezimmer meiner Abteilung in Bramsche und schaut sich interessiert um.

»Ich habe vor, ein Zentrum für chinesische Medizin aufzubauen. In Berlin gibt es so etwas noch nicht. Es wäre das erste an einem Berliner Krankenhaus«, erzählt sie, während sie durch die Räume läuft und sich alles sehr genau anschaut, »ich plane zwanzig Betten. Die Patienten sollen sowohl von chinesischen, als auch von deutschen Ärzten betreut werden. Wir wollen auch Forschung betreiben und mit der Charité kooperieren. In naher Zukunft soll jeder Patient des St. Hedwig-Krankenhauses und der Charité selbst entscheiden können, ob er neben der Schulmedizin auch die chinesische Medizin wünscht. Langfristig ist zudem eine ambulante Behandlung angedacht.« Ich höre aufmerksam zu. Das klingt alles sehr vielversprechend. Doch mich wundert, dass es in Berlin bisher noch keine Abteilung an einem Klinikum gibt, die mit meiner hier in Bramsche in der niedersächsischen Provinz vergleichbar ist. Offensichtlich sind wir den Hauptstädtern ein gutes Stück voraus. Dann dreht sie sich zu mir um und sagt:

»Herr Gunia, wir brauchen genauso jemanden wie Sie. Jemanden, der an meinem Haus die Abteilung aufbaut. Könnten Sie sich vorstellen, nach Berlin zu kommen?«

»Das ist ein verlockendes Angebot«, sage ich, »und ich danke Ihnen für Ihr Vertrauen und die Wertschätzung meiner Arbeit. Aber ganz ehrlich gesagt, ich bin in Bramsche sehr glücklich. Es war ein langer, mühsamer Weg bis hierher. Und endlich läuft alles so, wie ich es mir immer gewünscht habe.«

»Sie müssen es auch nicht gleich entscheiden«, sagt Frau Lanz. Als wir uns verabschieden, drückt sie mir ihre Visitenkarte in die Hand. Ich lege sie auf meinen Schreibtisch.

NICHT NUR DIE Patientenzahlen entwickeln sich prächtig, auch unsere Ausbildung läuft bestens. Jedes Jahr bilden wir circa zweihundert TCM-Ärzte aus. Sie bekommen fünfzig Stunden Theorie und neunzig Stunden Praxis, das alles wahlweise kombinierbar zwischen Peking und Bramsche. Unsere Schüler erhalten einen umfassenden Einblick in alle Bereiche der TCM und ausreichend Gelegenheit, selbst am Patienten zu nadeln. Im Vergleich zu den bisher in Deutschland angebotenen Kursen ist unsere Ausbildung in der Tat bemerkenswert. In einem laufenden Betrieb an multisymptomatischen Patienten ausgebildet zu werden und direkt mit Therapeuten und Patienten kommunizieren zu können, ist zum Erreichen des Lernziels äußerst wertvoll. Ich bin sehr zufrieden mit unserem Konzept und freue mich darüber, mit meiner Arbeit für Nachwuchs zu sorgen.

Nachwuchs hat sich auch bei mir zu Hause inzwischen angekündigt. Lange Zeit ist für Sabine und mich Familienplanung kein Thema gewesen. Ich habe immerhin schon drei Kinder, und Sabine schien sich damit abgefunden zu haben, dass meinerseits der Bedarf im Prinzip schon gedeckt ist. Doch als ihr der Gynäkologe eines Tages eröffnete, dass sie Endometriose habe und daher vermutlich ohnehin nicht schwanger werden könne, war das erst einmal ein Schock. Ich merkte, dass die Aussicht, vermutlich keine Kinder zur Welt zu bringen, sie nachdenklich und traurig machte. Auch mich schmerzte der Gedanke, dass Sabine, eine Frau, die so viel Warmherzigkeit und auch Mütterlichkeit besitzt, nicht die Erfahrung machen sollte, Mutter zu werden. Also habe ich zu ihr gesagt: »Lassen wir doch den lieben Gott entscheiden.« Sabine setzte die Pille ab. Und nach wenigen Wochen blieben ihre Tage aus. Ich maß ihren Puls, was ich inzwischen, nach gut zehn Jahren, recht gut beherrschte, und diagnostizierte eine Schwangerschaft. Und nicht nur das: Ich glaubte, auch herausgehört zu haben, dass es ein Junge wird. Der Nieren-Puls ist auf der Yin- und der Yang-Seite des Handgelenks vertreten. Das Geschlecht Yin – weiblich – oder Yang – männlich – zeigt sich auf der jeweiligen Seite. Doch der Schwangerschaftstest war negativ. Ich gab nicht auf, jeden Tag maß ich den Puls und kam immer wieder zu dem gleichen Ergebnis – bis Sabine einen zweiten Test machte. Der war dann endlich positiv. Am 31. August 2000 kommt unser Sohn Maximilian zur Welt. Wir sind sehr glücklich. Unser Leben scheint perfekt. In der Klinik läuft alles bestens und zu Hause genießen wir unser Familienleben zu dritt. Alles könnte so bleiben. Doch das Leben hat andere Pläne.

EINES TAGES WERDE ich wieder zur Klinikleitung zitiert, und mir schwant nichts Gutes. Zu lebhaft ist mir jener Schwarze Freitag in Erinnerung, an dem man meinen Auszug aus der Klinik schon fast beschlossen hatte. Doch an diesem Tag geht es nicht um die Abteilung und den Ruf der Klinik. An diesem Tag geht es um unsere Ausbildung – die ich aufgebaut habe und die mir sehr am Herzen liegt. Man hat beschlossen, so wird mir unverblümt mitgeteilt, die gesamte Ausbildung nach Radevormwald zu verlagern, wo die Johanniter inzwischen an einer weiteren Klinik TCM etabliert haben. Ich glaube, ich höre nicht recht. Ich bin wütend, am Boden zerstört und fühle mich übergangen.

Wenige Tage später rufe ich Frau Lanz in Berlin an: »Wenn Sie noch jemanden suchen sollten, der Ihre TCM-Abteilung aufbaut, ich stünde zur Verfügung.«

## 11 Berlin, Berlin

ICH WILL NACH Berlin, aber ich will auch nicht aus Bramsche weg. Außerdem kann ich mir kaum vorstellen, meine langjährigen Patienten im Stich zu lassen. Also beschließe ich, eine eigene Praxis in Bramsche zu eröffnen und mich zwischen dieser sowie der Ambulanz in Berlin aufzuteilen. Die Räume sind schnell gefunden. Es werden genau jene Praxisräume, in die man mich 1998 fast ausgegliedert hätte, als ich für die Klinik plötzlich ein Problem darstellte und man glaubte, meine Abteilung schade dem Ruf des ganzen Hauses. Diese Räume sind wieder vakant und ich kann sie mieten. Es wird ein nahezu fliegender Wechsel. Am 24. Dezember 2001 verlasse ich die TCM-Ambulanz in der Klinik – und am 2. Januar 2002 eröffnet mein Akupunkturzentrum in der Großen Straße 21 in Bramsche. Auf 210 Quadratmetern habe ich nun neun Behandlungsräume. Der verantwortliche Innenarchitekt ist derselbe, der auch die TCM-Abteilung in der Klinik in Bramsche eingerichtet hat und der schließlich auch die Ambulanz am Berliner St. Hedwig-Krankenhaus gestaltet. In Berlin bin ich zuvor schon immer einmal wieder präsent, um die Abteilung aufzubauen. Und erneut beginnt ein Doppelleben mit Pendelei, das ich schon einmal geführt habe.

Das St. Hedwig-Krankenhaus ist eine Einrichtung der Gesellschaft der Alexianerbrüder, die in Deutschland eine Vielzahl von

Hospitälern betreiben, und ein akademisches Lehrkrankenhaus der Charité. Es liegt mitten in Berlin, im Stadtteil Mitte. Zum Hackeschen Markt ist es ein kurzer Spaziergang, genauso schnell ist man an der Spree und auf der Museumsinsel, die aber Anfang 2002 weniger eine kulturelle Idylle als vielmehr einer Baustelle ist. Überhaupt wird überall in Berlin viel gebaut. In einem rasanten Tempo verändern sich die Gesichter ganzer Straßenzüge. Die Stadt strebt nach oben, alle Zeichen stehen auf Aufbruch.

Diese Stimmung ist geradezu ansteckend. Auch ich habe das Gefühl, Teil eines Aufbruchs zu sein: In Berlin, der Hauptstadt der Bundesrepublik Deutschland, wird TCM akademisch. Wir haben gute Kontakte zur Charité, ich halte sogar Vorträge dort, und die Medizinstudenten interessieren sich außerordentlich für unsere neue Ambulanz und wollen hospitieren. Auch politisch gibt es Rückendeckung, schließlich ist es die ehemalige Gesundheitssenatorin, welche die TCM in Berlin fördert. Doch alles in allem mache ich nichts anderes als zuvor in Bramsche. Auch hier arbeiten wir ambulant. Die Pläne, TCM stationär anzubieten, können sich im Zuge des allgemeinen Sparzwangs an deutschen Krankenhäusern, in Folge dessen Betten lieber abgebaut als neu installiert werden, nicht durchsetzen. Im Gegensatz zu Bramsche allerdings, wo ich allein Chef der Abteilung war, habe ich nun einen Partner: Ich leite die Abteilung zusammen mit Dr. Achim Kürten.

Wir sind uns ein Jahr zuvor in China erstmals vorgestellt worden. Dort fand ein großer internationaler Kongress über TCM statt, zu dem ich zusammen mit Professor Dr. Walter Möbius, Chef der Bonner Johanniterklinik und Leibarzt von Helmut Kohl, von der Akademie in Peking offiziell eingeladen worden war. Es war ein großer, wichtiger Kongress, an dem wohl ungefähr zweitausend Leute aus der ganzen Welt teilnahmen. Wie wichtig der Kongress den Chinesen selbst war, sah man allein daran, dass sie Himmel und Hölle in Bewegung setzten, damit alles reibungslos lief. Peking hatte sich seit meinem ersten Besuch stark verändert. Zwar konnte man auch Anfang des neuen Jahrtausends wie damals 1990 abends auf den mehrspurigen Straßen spazieren gehen, ohne Gefahr zu laufen, überfahren zu werden. Nur war das jetzt etwas mühsamer: 1990 vermochte man sich auf den nahezu komplett autofreien Fahrbahnen ungehindert zu bewegen, ein Jahrzehnt später musste man sich an den im Stau stehenden Wagen vorbeischlängeln. Als der informelle Teil der Konferenz anstand, der nicht im Kongresszentrum stattfinden sollte, sondern in der Großen Halle des Volkes am Platz des Himmlischen Friedens, sahen sich die Organisatoren mit dem Problem konfrontiert, zweitausend Leute durch die Rush Hour am Nachmittag zu bringen. Das hätte unter normalen Umständen locker eine halbe Ewigkeit gebraucht. Doch die Verantwortlichen machten kurzen Prozess: Für die Zeit des Bustransfers der Tagungsteilnehmer vom Kongresszentrum zur Großen Halle des Volkes wurde einfach der gesamte Weg dorthin von der Polizei gesperrt. Die Busse hatten also freie Fahrt und donnerten mit hundert Stundenkilometern durch Peking. Es hatte etwas Alptraumhaftes: eine Großstadt am Nachmittag eines Werktages wie eingefroren.

Die Große Halle des Volkes verfügt über dreihundert Säle und Büroräume. Jeder dieser Räume ist nach einer chinesischen Region benannt und nach deren jeweiligen lokalen Stil eingerichtet. Der größte Raum ist der Kongresssaal, der auf über 4.500 Quadratmetern Fläche mehr als zehntausend Plätze bietet. Hier finden die Parteitage der kommunistischen Partei statt sowie einmal im Jahr das Treffen des Nationalen Volkskongresses. Wir wurden in einen anderen Saal geführt, dessen Größe und Höhe nicht minder beeindrucken. Ich fühlte mich wie eine Ameise – ein sicherlich beabsichtigter Effekt im Repräsentationsbau eines Landes, das der individuellen Entfaltung seiner Bürger nicht unbedingt Raum geben möchte. In diesem Saal war für alle zweitausend Gäste schon eingedeckt, an Tischen mit je zehn Plätzen. Es wurden mehrere Gänge serviert, zwischendrin vertraten sich die Leute ein bisschen die Beine. Bei einem dieser Spaziergänge durch die Halle machte mich Andreas, mein vormaliger Reiseleiter und nach wie vor deutscher Vermittlungspartner der Chinesen für TCM-Ausbildung, mit Friedrich Wallner, Universitätsprofessor für Philosophie und Wissenschaftstheorie an der Universität Wien, bekannt sowie mit Achim Kürten, Assistenzarzt in der geburtshilflichen Abteilung der Charité Berlin und seit einiger Zeit auch an TCM interessiert. Wir kamen ins Gespräch, Achim gab mir seine Karte, und wir blieben nach unserer Rückkehr nach Deutschland in regem Kontakt. Im Rahmen dieses Kongresses wurde mir übrigens auch die große Ehre zuteil, in einen erlauchten Kreis ausgewählter Akupunkteure aufgenommen zu werden. Gut fünfzehn Akupunktur-Ärzte aus der ganzen Welt hatte Professor Deng, Chef der Akademie und gleichzeitig auch Direktor des Weltverbandes für Akupunktur, eingeladen, damit diese sich bei einem exzellenten Abendessen kennenlernen und austauschen konnten. Ein alter Chinese aus New York war darunter und eine Akupunkturexpertin aus Rom. Erst wusste ich gar nicht, was ich in dieser Gesellschaft zu suchen hatte. Aber offensichtlich genoss ich ein ähnliches Renommee wie die Kollegen. Was für eine Auszeichnung!

MEIN PARTNER UND ich ergänzen uns gut. Achim ist eher der Organisator, der Kontakte gut aufbauen und pflegen kann, während ich in erster Linie das fachliche Know-how mitbringe. Neben uns beiden arbeiten noch eine Ärztin im Praktikum und ein Assistent in der neuen Abteilung für TCM am St. Hedwig-Krankenhaus. Die Kollegen aus den anderen Stationen sind zunächst sehr offen gewesen und wollten uns gern Patienten zuweisen. Doch die Bereitschaft reduziert sich, als sie allmählich realisieren, dass unsere Abteilung auch Geld verbraucht – wenngleich auch vorwiegend Personalkosten, schließlich benötigen wir in der TCM kein schweres Gerät wie etwa die Chirurgie oder Innere Medizin – und auch ihr Budget darunter zu leiden droht. In Zeiten des Sparzwangs schaut jeder zuerst auf sich. Doch die Sorge ist unbegründet: Wir haben einen regen Zulauf, die Nachfrage ist groß, und bereits nach zwei Monaten kann sich die Abteilung selbst tragen.

> *Ich bin seit geraumer Zeit Patient bei Professor Gunia. Seit meiner Geburt leide ich an Hämophilie A mit schwerer Verlaufsform. Hämophilie ist eine Erbkrankheit, bei der die Blutgerinnung gestört ist. Das Blut, das aus Wunden austritt, gerinnt nicht oder nur langsam. Häufig kommt es auch zu spontanen Blutungen, die ohne sichtbare Wunden auftreten. Menschen, die wie ich unter dieser Krankheit leiden, werden auch Bluter genannt. Bei Hämophilie A kommt es zu einem Mangel an Faktor VIII, antihämophiles Globulin, das intravenös zugeführt werden muss. Da entsprechende Präparate in meiner Kindheit fehlten – ich bin Jahrgang 1960 –, kam es zu häufigen Gelenkeinblutungen in Knie-, Fuß- und Ellenbogengelenke. Die Spätfolgen bekam ich irgendwann zu spüren: Es entwickelten sich schwere Gelenkerkrankungen mit einer chronischen Entzündung der inneren Schicht der Gelenkkapsel. Ich konnte kaum noch gehen oder stehen, ohne Schmerzen zu haben oder eine unangenehme Hitze in beiden Kniegelenken zu verspüren. Im Herbst 2001 konnte ich nur noch mit Hilfe einer Unterarmgehstütze ein wenig laufen, da das linke Knie bei Belastung extrem schmerzte. Das rechte musste nun stärker beansprucht werden, was zu einer schweren Gelenkeinblutung im Dezember führte. Obwohl diese Blutung mit hohen Faktor-VIII-Gaben behandelt wurde, kam es nach kurzer Zeit zu mehreren schweren Nachblutun-*

gen. Danach ging so gut wie nichts mehr. Nur mit Unterarmgehhilfen waren einige Schritte möglich. Das Röntgen ergab, dass ich vermutlich nur noch mit Hilfe künstlicher Kniegelenke überhaupt wieder etwas laufen könne. Ein Muskelaufbautraining scheiterte an zu großen Schmerzen, selbst isometrische Übungen waren kaum möglich. Diese gesamte Situation führte auch zu psychischen Belastungen.

Ende Februar 2002 begann ich bei Dr. Gunia mit einer Akupunkturbehandlung. Sie stellte für mich einen Versuch dar, ohne nennenswerte Nebenwirkungen Schmerzen, Entzündungen und Blutungsneigung zu behandeln, um vielleicht doch mit Hilfe von Krankengymnastik ansatzweise wieder auf die Beine zu kommen. Schulmedizinische Alternativen waren zu diesem Zeitpunkt eine systemische Kortison-Therapie, Athroskopie – umgangssprachlich auch Gelenkspiegelung genannt – oder sogar die erwähnten künstlichen Kniegelenke. Schon am ersten Tag der Akupunkturbehandlung konnte ich eine spürbare Verminderung der Schmerzen feststellen, so dass ich vorsichtig mit isometrischen Übungen beginnen konnte. Auch verringerte sich in den ersten Tagen die Hitze in beiden Kniegelenken leicht. Während der nächsten zwei Wochen gab es aber auch einige Tage, an denen die Schmerzen wieder stärker wurden. Dennoch war ein vorsichtiges kontinuierliches Muskelaufbautraining möglich. Um die Wirkung der Akupunktur besser wahrnehmen zu können, reduzierte ich die Einnahme von nichtsteroidalen Medikamenten um fünfzig Prozent und verzichtete ganz auf schmerzstillende Salben. Schon nach zwei Wochen waren Schmerzen und Entzündungshitze so weit reduziert, dass ich mit Krankengymnastik beginnen konnte. Ich konnte sogar auf dem Hometrainer relativ schmerzfrei Rad fahren. Bald musste nur noch das rechte Knie mit einer Gehhilfe unterstützt werden. Irgendwann ging es auch fast ganz ohne. Es *kam vor, dass ich meine Gehhilfe beim Verlassen eines Raumes vergaß. Manchmal wusste ich nicht mehr, welches Bein ich mit der Gehhilfe unterstützen sollte, da kurzfristiges Gehen schmerzfrei möglich war. Ende Mai ergab sich plötzlich eine weitere Verbesserung, da im linken Knie die jahrelange schmerzhafte Verkantung kurz vor der Endstreckung kaum noch spürbar war. Der Bewegungsablauf beim Gehen normalisierte sich so, wie ich es lange Zeit nicht kannte. Ich fuhr sogar wieder Rad. Während der Behandlung konnte außerdem die extrem hohe prophylaktische Faktor-VIII-Dosierung langsam vermindert werden. Ende Juni war ein Zustand erreicht, der kürzeres Gehen ohne Gehhilfen und sogar längeres mit nur einer ermöglichte. Ein Rollstuhl ist nicht mehr notwendig. Schmerzen treten kaum noch auf. Dies alles stellt eine wiedergewonnene Lebensqualität dar, an die ich im Winter nicht mehr glauben konnte.*

ENDE DER 1990ER Jahre hatte ich für den Bundesverband mittelständischer Wirtschaftsunternehmen mit anderen Experten zusammen eine Gesundheitskommission gegründet. Im Rahmen dieser Tätigkeit lernte ich Bob Klaus, einen NLP-Master, kennen, der seine Ausbildung in den USA gemacht hatte und sehr erfolgreich mit dieser Methode arbeitete. NLP heißt »Neuro-Linguistisches Programmieren« und wurde Anfang der 1970er Jahre von dem damaligen Mathematikstudenten und späteren Psychologen Richard Bandler und dem Linguisten John Grinder an der University of California in Santa Cruz entwickelt. Die beiden Amerikaner wollten damals herausfinden, warum manche Psychotherapeuten höhere Heilungsquoten erzielten als andere. Also analysierten sie die Sprache und vor allem die Körpersprache von drei herausragenden Psychotherapeuten und filterten aus deren Vorgehen bestimmte Interventionstechniken heraus, die zusammen mit Erkenntnissen aus der Linguistik zum Grundstock der ersten NLP-Schule wurden. In den darauffolgenden Jahren wurde das NLP immer weiter verfeinert und durch neue Methoden und Modelle ergänzt. Untersucht wurden auch nicht mehr nur Psychotherapeuten, sondern auch andere herausragende Persönlichkeiten aus Kunst, Politik und den Medien. Heute hilft NLP in erster Linie, Kommunikationsprozesse zu verstehen und zu optimieren. Der Schwerpunkt liegt bei Kommunikationstechniken und Mustern zur Analyse der Wahrnehmung. Die Vertreter des NLP gehen davon aus, dass der Mensch anhand von Reiz-Reaktions-Ketten funktioniert und diese neu gestaltet werden können: indem man das alten Verhalten analysiert und neue Reaktionen »programmiert«.

Da ich mich selbst seit Anfang der 1990er Jahre intensiv mit NLP beschäftige und die Methode sehr interessant finde, blieb ich mit dem NLP-Master über Jahre in Kontakt. Als er erfuhr, dass ich auch ausbilde, schlug er mir vor, mir einen guten NLP-Coach zu vermitteln. Schließlich könne man Lehrinhalte mit Kenntnissen der NLP erfolgreicher vermitteln als in der frontalen Ausbildung. Mir leuchtete die Idee sofort ein. Wenn es möglich wäre, meine diagnostische / therapeutische Strategie – die sehr viel mehr von Intuition geprägt ist als von erlernbarem Wissen – als Programm auf Schüler zu übertragen, könnte das sogar meine Nachwuchssorgen, die mich in letzter Zeit vermehrt plagen, auf einen Schlag lösen.

IM OKTOBER 2002 kommt Bob nach Berlin in unsere Abteilung, um Achim und mich erst zu analysieren und dann auch zu coachen. Bob ist nicht irgendein NLP-Coach aus Amerika: Er kommt direkt aus dem Pentagon in Washington, wo er zur Ökonomie des Militärs beiträgt. Er hat festgestellt, dass verheiratete Soldaten im Übungsschießen zielsicherer sind als unverheiratete und somit weniger Munition verbrauchen. Er hat das Muster der Verheirateten studiert und mit NLP auf die Unverheirateten übertragen. Unser Coaching ist auf ein Wochenende angelegt. Bob lässt sich zunächst von mir meinen Arbeitsalltag vortragen, stellt hier und da Fragen und achtet ansonsten auf meine Gestik, Mimik und die autonome Bewegung meiner Augen. Nach der NLP-Methode geben die Augen nämlich Hinweise darauf, mit welchem Sinn die Person gerade »denkt«, ob sie sich zum Beispiel gerade visuell oder auditiv erinnert oder vielleicht in diesem Moment etwas völlig Neues formuliert. Zudem achtet er auf weitere Merkmale im Gesicht wie Durchblutungs- und Farbveränderungen. Ein bisschen erinnert mich die Methodik an meine Ohrdiagnostik. Am Ende sagt Bob zu mir: »Günter, in deinem Bereich gibt es Leute, die akupunktieren. Und es gibt Leute, die beherrschen den Flow. Du beherrschst den Flow. Im Grunde genommen brauchst du die Nadeln gar nicht.«

*Flow* ist eine englische Vokabel, heißt übersetzt so viel wie »fließen«, »rinnen«, »strömen« und bezeichnet das Gefühl des völligen Vertiefens und Aufgehens in einer Tätigkeit. Wer im Flow ist, ist wie im Rausch. Und ich weiß genau, was gemeint ist. Wenn ich mit meinen Patienten arbeite, habe ich kein besonderes Behandlungsschema im Kopf. Ich stehe vor der Liege und weiß intuitiv, welche Punkte ich stechen muss – natürlich vor der Grundlage der Diagnostik. Aber die Strategie ergibt sich von selbst, sie fließt gewissermaßen aus mir heraus. Schon lange mache ich mir keine Gedanken mehr über die fünf Elemente oder Yin und Yang. Ich mache mein eigenes Ding, meine Gunia-Akupunktur. Und die hat sehr viel mit Energiearbeit zu tun.

Mein Reiki-Meister meinte einmal, er könne mir eigentlich nichts mehr beibringen, mit Energien könne ich bestens umgehen. Das ist vermutlich auch eine Frage des Trainings. Ich habe oft den Eindruck, dass die permanente Energiearbeit an den Patienten eine Art Hochleistung ist. Wenn man Weltmeister werden will, muss man trainieren bis zum Umfallen – und mit jedem Training wird man besser. Wie oft bin ich nach einem Tag voller Behandlungseinheiten so erschöpft, dass ich mich wirklich kaum auf den Beinen halten kann – aber all das, diese permanente Interaktion zwischen mir und den Patienten, führt vermutlich auch zur Reifung dieser Energiearbeit.

Ich muss an Daniel denken, den jungen Schweizer Chirurgen, den ich bei meinem ersten Chinabesuch in Peking kennenlernte. Daniel lebte ein halbes Jahr auf dem Campus der Akademie, um die TCM von der Pieke auf zu erlernen. Zur Akupunktur war er sehr früh gekommen, schon vor dem Abitur hatte er gemeinsam mit Freunden mit Nadeln experimentiert und erstaunliche Effekte festgestellt. In China ließ sich Daniel die Haare scheren, ich kannte ihn nur mit Glatze. Seine Schweizer Freunde wären sicher erstaunt gewesen, ihn so zu sehen. In seinem früheren Leben muss er ein cooler Draufgänger gewesen sein, der im Winter mit einem Gleitschirm über dem Kopf und Ski an den Füßen die Berge runterwedelte. Daniel hatte damals in Peking zu mir gesagt: »Dass man mit Nadeln therapeutische Effekte erzeugen kann, wusste ich schon, bevor ich nach China kam. Aber hier erlebe ich, dass es noch mehr geben muss. Die Interaktion zwischen Therapeut und Patient spielt vielleicht eine noch größere Rolle, als wir so denken. Es ist weit mehr als einfach nur Nadeln an bestimmten Punkten im Körper zu versenken.«

Damals verstand ich nicht, wovon er sprach, heute kann ich es nachvollziehen. Ich finde die Idee, ohne Nadeln arbeiten zu können, auch gar nicht so abwegig. Vielleicht ist Heilung tatsächlich möglich, in dem ich mich vor die Patienten setze und konzentriere? Ich muss mir allerdings nur kurz vorstellen, wie die Leute reagieren würden, wenn ich mit so einer Methode in der Praxis anfinge, um den Gedanken gar nicht erst weiterzuspinnen. Ich höre förmlich schon, was man in der Stadt über mich sagen würde: »Jetzt spinnt er total, der Herr Professor!«

*In die Ambulanz zu Herrn Professor Gunia kam ich, weil ich gehört hatte, dass Akupunktur auch bei Depressionen helfen könne. Nach dem plötzlichen Verlust eines geliebten Menschen war ich zunehmend verstimmt geworden, und mein Arzt empfahl mir Antidepressiva sowie eine ambulante und stationäre Psychotherapie. Im Laufe der Zeit ging es mir wieder besser. So gut sogar, dass ich mit meinem Mann unsere Familienplanung angehen konnte. Wir wünschten uns ein Kind. Doch ich nahm noch immer meine Antidepressiva, und zwar Citalopram 40 mg, weshalb mir aus neurologischer Sicht von einer Schwangerschaft abgeraten wurde. Das Risiko möglicher Fehl- und Missbildungen des Ungeborenen sei zu hoch. Zwei Jahre lang versuchte ich immer wieder, das Medikament langsam abzusetzen. Doch wenn ich es vier bis sechs Wochen lang auf 30 mg reduziert hatte, passierte immer dasselbe: Ich litt erneut unter Unruhe, Weinerlichkeit und depressiven Phasen. Also musste ich die Dosis wieder hochsetzen. Es war ein Teufelskreis: Ohne das Medikament ging es mir schlecht und mit ihm auch – schließlich blieb mein Kinderwunsch unerfüllt. Doch dann begann ich bei Professor Dr. Gunia eine Therapie mit Akupunktur. Zu meinem großen Erstaunen ging es mir bereits nach zwei Behandlungen, von der Stimmung und dem Gesamtbefinden her, wesentlich besser als zuvor. Schon nach wenigen Wochen konnte ich anfangen, die Citalopram-Dosis zu reduzieren. Mit Erfolg. Irgendwann habe ich das Medikament ganz abgesetzt und es ging mir weiterhin sehr gut. Meinem Kinderwunsch stand nun nichts mehr im Weg.*

»KÖNNEN SIE SICH noch an mich erinnern?«, fragt die Frau und nimmt auf der anderen Seite meines Schreibtischs Platz. Was für eine Frage, natürlich kann ich. Ich erinnere mich noch sehr gut an den Tag im Frühjahr 2003, als die junge Frau mit ihrem Sohn und ihrem türkischen Mann zu mir in die Ambulanz kam. Erst behandelte ich das Kind, das unter dem Tourette-Syndrom litt, einer neurologisch-psychiatrischen Störung, die zu plötzlichen, unkontrollierten Bewegungen führt, und später dann die Frau wegen ihrer Migräne. Der Mann war bei jeder Behandlung dabei – und irgendwie auch nicht. Teilnahmslos saß er auf seinem Stuhl, unscheinbar, in sich gekehrt, kaum wahrnehmbar. Er schien die Farbe der Wandverkleidung hinter sich angenommen zu haben und wirkte jedes Mal, als würde er im nächsten Moment verschwinden. Er litt unter starken Depressionen. Ich wollte ihn behandeln, doch er zuckte nur die Achseln, sagte, es hätte alles keinen Sinn. Doch irgendwann konnte ich ihn endlich für eine Behandlung gewinnen. Ich habe ihn nur einmal genadelt und seitdem nie wieder gesehen. Meine erste Frage, nachdem sich die Frau gesetzt hatte, ist daher: »Wie geht es Ihrem Mann?«

»Sie glauben nicht, was passiert ist, nachdem Sie ihn behandelt haben und wir nach Hause gekommen waren«, erzählt sie und wirkt dabei, als könne sie es selbst nicht glauben, obwohl sie doch dabei gewesen ist: »Er hat sich ein Messer geschnappt und ist damit durch die Wohnung gerannt. Er ist völlig ausgetickt. Mein Sohn und ich bekamen es mit der Angst zu tun. Wir versteckten uns im Kinderzimmer und wussten nicht, was wir tun sollten.«

Der Frau saß der Schreck offensichtlich noch immer in den Knochen. Sie holt tief Luft, dann erzählt sie weiter: »Ich hatte schon die Nummer der Polizei ins Handy getippt, als es plötzlich ruhig wurde. Ich öffnete die Tür einen Spalt breit und schaute nach. Dann sah ich meinen Mann am Küchentisch sitzen. Sein Körper bewegte sich nach vorn und nach hinten, dabei starrte er mit leerem Blick geradeaus. Wie in Trance war er. Ich weiß nicht, wie lange das dauerte. Ich habe mich irgendwann getraut, das Kinderzimmer zu verlassen. Aber ich wusste, es ist besser, ihn nicht zu stören.«

Sie greift nach ihrer Handtasche und sucht irgendetwas darin, unterdessen erzählt sie weiter: »Irgendwann stand er auf. Und was soll ich Ihnen sagen, es war ein anderer Mann, der da plötzlich vor mir stand. Als erstes fiel mir der Blick auf, mit dem er mich anschaute. Selbstsicher, verbindlich, erleichtert auch. Und dass er mich überhaupt richtig anschaute. In den letzten Monaten hatte er mich kaum angesehen und konnte meinem Blick nicht standhalten. Doch das ist noch lange nicht alles, sehen Sie selbst.« Sie hat gefunden, was sie suchte, und blättert ein paar Fotos vor mir auf den Schreibtisch. Sie zeigen den Ehemann meiner Patientin im Garten beim Grillen und auf der Couch mit einem dieser typisch türkischen Teegläsern in der Hand und umgeben von seinen Freunden. Auf einem anderen Bild sieht man ihn bei einem Waldspaziergang mit seinem Sohn. Immer ist sein Gesichtsausdruck fröhlich, gelöst, entspannt. Dieser Mann, so zeigt jedes einzelne Bild, ist wieder da. Er ist nicht mehr unsichtbar, passiv, inaktiv. Er hat zurück ins Leben gefunden.

»Und wissen Sie was?«, die Frau flüstert auf einmal und beugt sich konspirativ ein bisschen vor, »sogar der Sex ist anders. War mein Mann früher dabei eher fordernd und brutal, so ist er jetzt romantisch und liebevoll.«

»Haben Sie Ihren Mann einmal gefragt, was ihm durch den Kopf gegangen ist, als er nach meiner Behandlung so ausgetickt ist?«, möchte ich wissen.

»Ja, das habe ich. Er hat gesagt, er habe die letzten fünfzehn Jahre rekapituliert. Und es waren keine leichten Jahre, das wusste ich schon. Da ist vieles passiert, was ihn wohl letztlich aus der Bahn geworfen hat. Mir war auch immer bewusst, dass er eigentlich eine Therapie bräuchte. Aber Sie wissen ja, wie das ist. Einen Mann überhaupt dazu zu bewegen, sich psychotherapeutisch behandeln zu lassen, ist schon sehr schwer. Bei einem Mann mit

Depressionen ist es noch schwerer. Und bei einem türkischen Mann mit Depressionen müssen Sie es eigentlich gar nicht erst versuchen, ein hoffnungsloses Unterfangen.« Sie muss lachen. »Und nun braucht er gar keine Therapie«, sie macht eine Handbewegung in Richtung der Fotos vor mir auf dem Tisch, »ihm geht es gut. Er ist wieder der alte. Er hat sogar einen neuen Job gefunden.« Sie ist aus Dankbarkeit gekommen und aus Neugierde. Kurz hält sie inne und fragt: »Aber können Sie mir vielleicht verraten, was Sie da mit ihm gemacht haben?«

Wenn ich das nur selber wüsste. Aber aus meiner Beobachtung der letzten Jahre habe ich einige Erkenntnisse gezogen, die ich gern verrate:

»Wissen Sie, wir alle haben irgendwelche Traumata in uns. Die legen wir für gewöhnlich in Schubladen und machen diese zu. So wahren wir nach außen eine gewisse Ordnung und können Besuche empfangen, weil alles so schön ordentlich ist. Aber wenn man in die Schubladen reinschauen würde, würde sich das ganze Chaos gnadenlos offenbaren. Mit meiner Akupunktur mache ich diese Schubladen auf und stelle eine Ordnung her – emotional sowie somatisch. Doch wie das so ist beim Aufräumen, es kann mitunter auch schmerzhaft werden. Auf einmal hat man alte Briefe oder Bilder in der Hand, Erinnerungen kommen hoch, gute wie schlechte, und damit muss man dann klar kommen. Viele meiner Patienten erleben zum Beispiel auf einmal traumatisierende Geschichten aus ihrer Kindheit in ihren Träumen nach. Manche müssen aus unerfindlichen Gründen stundenlang weinen. Andere laufen unerwartet mit einem Messer in der Hand durch die Wohnung.«

Das Schubladenprinzip funktioniert übrigens nicht nur bei psychischen Problemen. Es gibt so genannte *Foci*, Entzündungsherde im Körper, die nicht ausgeheilt sind, sich vielleicht verkapselt haben. Die sind wie Schläfer, wie tickende Zeitbomben, und können jederzeit wieder Ärger machen. Durch die Akupunktur werden solche Foci sozusagen »entschärft« – indem sie aufgespürt und zur Explosion gebracht werden, das heißt: Die Krankheit bricht endlich aus und ist dann vom Tisch. Das verunsichert die Patienten natürlich. Und wie oft habe ich dann schon gehört: »Mensch, als ich zu Ihnen kam, war ich im Prinzip gesund. Jetzt plagt mich wieder dies und das.«

Auch Leon Hammer berichtet in seinem Buch »Psychologie und chinesische Medizin. Zukunftsweisende Erkenntnisse über das energetische Zusammenspiel von Emotionen und Körperfunktionen« von vergleichbaren Prozessen. Einmal sei ein achtzehnjähriges Mädchen zu ihm gekommen, das Probleme am Knie hatte. Nach seiner Behandlung erkrankte sie an einer Mittelohrentzündung – nicht zum ersten Mal, sie hatte schon mal eine gehabt, aber die war nicht ausgeheilt. Das war also ihre offene Baustelle, die unter der Behandlung abgeschlossen wurde.

»Ich finde es unglaublich faszinierend, was so ein paar Nadeln erreichen können«, sagt die Frau und schaut mich fast ungläubig an. Das bringt mich in Plauderlaune. Mir geht es schließlich ähnlich.

»Wissen Sie, was ich wahnsinnig spannend finde? Hinlänglich bekannt ist ja, dass man durch Akupunktur selektiv in die Stoffwechsel- und Organprozesse eingreifen kann. Ich kann Knieprobleme behandeln, Rückenschmerzen, Migräne. Aber ich kann eben auch emotional selektiv eingreifen.«

»Wie das?«

»Zum Beispiel haben wir bei einem meiner Mitarbeiter hier in der Klinik eine Gallenblasenschwäche festgestellt. In der chinesischen Medizin ist das ein Zeichen für Unentschlossenheit, für die Unfähigkeit, Entscheidungen zu treffen. Ich fragte ihn, ob das vielleicht auf ihn zutreffen könnte. Er bejahte. Es gibt eine bestimmte Punktkombination, die da hilft, und zwar die Punkte Harnblase 19 am Rücken und Gallenblase 24 auf dem vorderen Brustkorb. Damit kann man ganz selektiv die Entscheidungsfähigkeit beeinflussen, ohne andere Charaktereigenschaften zu schwächen oder zu stärken. Und so ähnlich kann man auch andere mentale Qualitäten selektiv beeinflussen. In einer Psychotherapie geht so was nicht so einfach.«

Die Frau nickt: »Stimmt. Und wissen Sie was: Eine Psychotherapie dauert auch sehr viel länger als Ihre Nadeltherapie.«

*Ich bin Gründer und Geschäftsführer eines mittelständischen Unternehmens mit siebenhundert Kunden, das auf seinem Gebiet sogar Marktführer in Deutschland ist und schon zahlreiche Auszeichnungen bekommen hat. Professor Dr. Gunia traf ich bei einem Harley-Davidson-Ausflug in Meran. Wir hatten auf Anhieb sehr interessante Gespräche über die alte asiatische Lebensanschauung, über Gott und die Welt. Als ich eine Astvenen-Thrombose im rechten Auge bekam, suchte ich seinen Rat. Meine Sehfähigkeit auf diesem Auge betrug nur noch 25 Prozent und ich konnte mir das Auftreten dieser Krankheit nicht erklären – ich ernähre mich gesund, ich rauche nicht, ich habe kein Übergewicht –, aber Dr. Gunia konnte es. Mein Problem sei die Wut. Wut schwächt die Leber und die Leber öffnet sich im Auge. Was ich da – zunächst zugegeben – skeptisch vernahm, veränderte oder öffnete mein Weltbild. Heute bin ich der Meinung, dass ich diese Augenproblematik unter anderem deshalb bekommen habe, damit sich mir die »Augen öffnen«. Dreimal pro Woche wurde ich nun von Dr. Gunia akupunktiert, nach ein paar Monaten ging ich zum Augenarzt. »Das ist ja ein Wunder«, rief der aus. Von meiner Thrombose sei nichts mehr da, alles habe sich aufgelöst, meine Sehkraft liegt bei 85 Prozent. Doch irgendwann bekam ich durch meinen Bluthochdruck auf einmal Blutungen im Auge. Ich hatte große Angst und ging zu Dr. Gunia. Der stieß eine Nadel an einen Punkt im rechten*

*Fuß, der – so wie ich vorher schon erfahren hatte – sofort alle Blutungen im Körper stoppen sollte. Gerade noch sah ich diese Rötung und mit dem Einstich der Nadel war sie weg. Unglaublich. Einige Zeit später kam eine erneute Blutung, dieses Mal aber im hinteren Augenbereich. Ich sah nur noch rot. Ein mehrköpfiges Spezialistenteam von Augenärzten versicherte mir, dass dieses Blut nicht aus dem membrangeschützten Glaskörper heraus kann. Es sei eine OP vonnöten, mit möglichen Anschluss-OPs, da es sonst zu einer Netzhautablösung oder Grauem Star kommen könne. In meiner Aufregung rief ich Dr. Gunia an. Mit einer OP ist das Thema möglicherweise in einer Woche erledigt, durch seine Methode würde das wohl drei Monate dauern. Meine Entscheidung war gefallen. Dreimal pro Woche Augenakupunktur. Ich begann, ein Bild zu malen. Das wollte ich Dr. Gunia schenken, wenn ich wieder vollständig sehen kann. Heute hängt das Bild in seiner Praxis.*

ÜBER FREUNDE HABE ich in Berlin Jürgen Beckmann kennengelernt, der Professor für Sportpsychologie an der Universität Potsdam ist. Zu seinen Arbeitsschwerpunkten zählen Motivation und Emotion, Handeln und Handlungskontrolle, Informationsverarbeitung und Entscheidungsbildung sowie Leistungsprozesse. Wir sind uns gleich sympathisch und entdecken viele Gemeinsamkeiten. Stundenlang können wir über Forschungsansätze diskutieren und uns fachlich austauschen. Irgendwann kommt Jürgen auf die Idee, ich solle mich an der Universität Potsdam um eine Professur bewerben, er würde mich dabei unterstützen. Nach einem erfolgreichen Bewerbungsgespräch – bei der Entscheidung für oder gegen mich hatte es nur eine Gegenstimme gegeben –, bekomme ich eine Honorarprofessur in der Humanwissenschaftlichen Fakultät, Bereich Sportpsychologie.

Meine Themen sind psychoregulative Verfahren, Psychosomatik und TCM. Natürlich gibt es unter den Kollegen auch Spötter, als sie hören, dass da jemand kommt, der TCM lehrt, diese – in ihren Augen – unseriöse, da unwissenschaftliche Methode.

Meine Antrittsvorlesung halte ich am 15. Oktober 2003. Thema ist die »Visuelle Chinesische Ohrdiagnostik«, ich stelle also meine persönliche Methode vor, und das Publikum ist sehr interessiert. Für meine Seminare sind mir Räume zugewiesen worden, die viel zu klein für den großen Andrang seitens der Studenten sind. Mehrmals muss ich in größere Räume und Hörsäle umziehen.

In Berlin habe ich unterdessen meinen Chefarztposten am St. Hedwig-Krankenhaus aufgegeben. Bramsche ist einfach mein Lebensmittelpunkt, und ich will mich wieder mehr um meine Patienten dort kümmern. Außerdem habe ich gemerkt, dass Achim in der Lage ist, die Ambulanz allein weiterzuführen, und ich mich daher auch problemlos zurückziehen kann. Um meine Berliner Patienten nicht von heute auf morgen im Stich zu lassen, beginne ich eine Kooperation mit einer Privatpraxis am Kurfürstendamm. Hier halte ich einmal pro Woche, immer mittwochs, eine Sprechstunde. Ansonsten bin ich in Bramsche und habe nicht vor, daran etwas zu ändern. Doch dann kommt wieder alles ganz anders.

## 12 Akupunktur im Adlon

DAS HOTEL »ADLON« gehört zu Berlin wie das Brandenburger Tor und der Fernsehturm. Kaum ein Hotel ist so symbolbeladen wie dieses luxuriöse Haus. Es wurde 1907 eröffnet und war das erste Hotel Deutschlands, das – ganz nach amerikanischem Vorbild – Bühne der Gesellschaft wurde, Ort glamouröser Bälle, Diners und großer Festlichkeiten. Sehen und gesehen werden wollte man hier, nicht einfach nur logieren. Schnell avancierte das Adlon durch seine Extravaganz und den verschwenderischen Luxus zum Mythos. Prominente Gäste wie John D. Rockefeller, Henry Ford, Marlene Dietrich, Charlie Chaplin sorgten für extra Glamour. Im Mai 1945 brannte es aus nicht ganz geklärten Gründen aus. Nur ein hinterer Seitenflügel blieb stehen, der Mitte der 1980er Jahre schließlich der Abrissbirne zum Opfer fiel. Dann kam die Wende und neue Finanziers. 1997 wurde nach zweieinhalb Jahren Bauzeit der 435 Millionen Mark teure Neubau feierlich eröffnet – keine originalgetreue Kopie, aber architektonisch stark an den Vorgängerbau und die traditionelle Hoteltypologie angelehnt. Schnell hat das Adlon auch an sein altes Renommee wieder angeknüpft und ist wieder zu einer der ersten Adressen Berlins, wenn nicht gar ganz Deutschlands geworden. Heute steigt im Adlon alles ab, was Rang und Namen hat. Und nun trage ausgerechnet ich meinen kleinen Koffer über den weichen Teppich zum Empfang.

Die Rezeptionistin weiß sofort, wer ich bin. »Ach, Herr Professor Gunia«, sagt sie, »der Chauffeur wartet schon.« Ich wundere mich. Eigentlich hatte ich einen Termin direkt im Hotel. Wo soll ich denn nun hingefahren werden? Ich lasse mich überraschen und mein Gepäck an der Rezeption, wo einer der Pagen es sicher in den nächsten Augenblicken auf mein Zimmer tragen wird, und gehe zurück Richtung Eingangsportal, vor dem eine anthrazitfarbene, viertürige Limousine von Maserati steht und ein uniformierter Chauffeur mir die Tür aufhält. Erst denke ich, dass es sich hier um eine Verwechslung handelt, zumal die Umstehenden mich neugierig mustern und vermutlich krampfhaft überlegen, welchen Prominenten sie wohl vor sich haben könnten.

Aber was soll's, ich steige einfach ein, und der Wagen setzt sich in Bewegung. Vier Wochen zuvor waren zwei Direktoren vom Adlon bei mir in Bramsche in der Praxis gewesen. Sie interessierten sich für meine Arbeit und wollten mich für das Adlon gewinnen. Dort hatte zwei Jahre zuvor ein Day Spa eröffnet, das sich wirtschaftlich wohl nicht so entwickelte, wie man es sich erhoffte. Man suchte nach einem neuen Konzept. Die zwei Herren waren an einem Freitag nach Münster geflogen und von da mit dem Mietwagen nach Bramsche gekommen. Dort liefen sie durch meine Praxis und beobachteten interessiert und zunehmend fasziniert den Ablauf.

Kein Wunder: Selbst ich staune zuweilen darüber, wie gut ich inzwischen organisiert bin, wie effektiv mein Praxisalltag funktioniert. Der Arbeitsablauf ist fließend. Meine Frau und die Sprechstundenhilfen legen die Patientenfolge fest, und ich muss nur von einer Kabine zur nächsten, um die Menschen zu behandeln. Zwischendurch findet in meinem Sprechzimmer die eine oder andere Erstaufnahme samt Diagnostik statt. Wenn ich eine

Kabine oder mein Zimmer verlasse, klebt an der Tür der Zettel mit der Kabinennummer des nächsten Patienten. Den nehme ich mit und klebe ihn an die Tür der Kabine, in der ich dann behandele. So wissen meine Frau und alle Mitarbeiter immer, wo ich gerade bin und welche Patienten frisch behandelt worden sind. Da sie nach etwa zwanzig Minuten die Nadeln entfernen müssen, stellen sie sich entsprechend den Wecker. Auf ihrem Tisch an der Rezeption ticken in der Regel gleichzeitig acht dieser kleinen Kurzzeitwecker, die man auch aus der Küche kennt, – jeder versehen mit einem Zettel mit der jeweiligen Kabinennummer. Siebzig bis neunzig Patienten behandele ich am Tag. Ohne diese straffe und kluge Organisation wäre das nicht möglich.

Nach ihrem Besuch luden mich die offenbar beeindruckten Herren also nach Berlin ins Adlon ein, wo ich ein Konzept vorstellen sollte, wie ich mir eine mögliche Zusammenarbeit vorstellen könnte.

Der Wagen hält, und ich wundere mich. Wir sind gerade einmal zwei Straßenzüge weit gefahren. Wenn ich das gewusst hätte, wäre ich doch die paar Schritte zu Fuß gegangen. Die Gegend um das Adlon ist schließlich nicht die schlechteste, außerdem ist es mitten am Tag. Andererseits: Wann kommt man schon mal zu dem Vergnügen, in einem Maserati chauffiert zu werden?

Die Verwaltung des Hotels ist außerhalb des Adlon in separaten Büroräumen untergebracht. Dort werde ich freundlich begrüßt und referiere vor einem kleinen Team aus der Geschäftsleitung mein Konzept. Ich könne mir vorstellen, einmal in der Woche in den Räumen des Spas Akupunktur anzubieten, sage ich. Wellness und Akupunktur passten meiner Meinung nach wunderbar zusammen. Wenn die Nadeln platziert sind, empfinden die meisten Patienten eine tiefe Entspannung und Zufriedenheit, manche schlafen sogar mit den Nadeln ein. Ich erzähle von dem Mann, der vor über fünf Jahren meine Praxis betrat, Inhaber einer Firma mit einigen tausend Angestellten. Er beklagte Schmerzen im Ellenbogen, er litt unter dem, was man gemeinhin »Tennisarm« nennt. Ein paar Tage nach meiner Behandlung erschien er erneut in meiner Praxis. Auf meine Frage nach seinem Ellenbogen entgegnete er: »Es hat sich nichts verändert. Aber als ich ihre Praxis verließ, hatte ich das Gefühl zu schweben, und das möchte ich gern noch einmal haben.« Seither kommt er, wenn es seine Zeit zulässt, zweimal pro Woche zur Behandlung. Mittlerweile sind wir Freunde. Seitdem ich ihn regelmäßig behandele, hat er, trotz seiner außergewöhnlich hohen beruflichen Belastung, nicht einmal mehr saisonale Erkältungskrankheiten bekommen.

Mein Akupunktur-Angebot im Adlon Spa gilt natürlich für die Hotelgäste, soll aber auch Patienten von außen offenstehen. Das müsste im Interesse der Hotelleitung sein, die immer wieder betone, dass das Adlon keine »goldene Schwelle« haben solle: Natürlich, so ergänze ich, könnte ich zu den Zeiten, in denen ich ohnehin im Haus bin, auch Hotelgäste mit akuten Problemen behandeln.

Mein Konzept kommt gut an. Man bittet mich, so schnell wie möglich anzufangen. Auf dem Rückweg nach Bramsche am nächsten Morgen muss ich schmunzeln – was für ein Weg doch hinter mir liegt: von der beschaulichen Landarztpraxis am Stadtrand Hannovers in das legendäre Fünfsternehotel mitten in der Hauptstadt.

Im Dezember 2008 fange ich schließlich meine Arbeit im Day Spa an. Der Spa-Bereich erstreckt sich auf drei Etagen über neunhundert Quadratmeter und ist ein Luxus-Wellnesstempel allererster Güte. Eichenhölzer und Marmormosaike bestimmen das Ambiente. Es gibt Lichtwände aus Alabaster und Konsolen aus Rochenhaut. Die dreizehn Behandlungsräume und drei Suiten haben zum Teil eigene Saunen, Dampfbäder, Jacuzzi sowie Yoga- und Meditationsbereiche. Noch nie haben es meine Patienten so komfortabel gehabt. Unter ihnen sind wohlhabende Prominente wie auch ganz normale Berliner, die für eine Behandlung bei mir zuweilen ganz schön sparen müssen. Während ich für die Betuchteren vorwiegend ein Dienstleister bin, so bin ich für die anderen vor allem Hoffnung. Es macht nun mal einen Unterschied, ob man etwa ein Prozent des Monatseinkommens für eine Behandlungsserie ausgibt oder hundert.

*Ich war 35 Jahre alt, glücklich verheiratet und wünschte mir nichts sehnlicher als ein Kind. Doch meine Gebärmutter war voller Myome. Nach einer Operation im Jahr 2000 waren wieder zahlreiche dieser gutartigen Gebärmutter-Wucherungen aufgetreten, so dass mir von verschiedenen Gynäkologen gesagt wurde, ich könne aufgrund dessen mit großer Wahrscheinlichkeit nicht schwanger werden. Acht Jahren probierten wir, ein Baby zu bekommen. Schließlich suchte ich Rat bei Professor Gunia. Er erklärte mir, dass es durch Akupunktur bereits Erfolge gegeben habe, das Wachstum von Myomen zu stoppen. Wir begannen sofort mit der Behandlung. Insgesamt sieben Mal fuhr ich von meinem Heimatort, einer Kleinstadt vor den Toren Hamburgs, die über zweihundert Kilometer nach Bramsche und ließ mich in insgesamt vierzehn Sitzungen behandeln. Sehr schnell bemerkte ich eine Veränderung, sowohl psychisch, in Form von innerer Entspannung und Gelassenheit, als auch auf körperlicher Ebene. Drei Monate später war ich schwanger. Ich konnte es kaum glauben. Was mit den Myomen passiert ist, weiß ich nicht genau. Scheinbar sind sie nicht mehr gewachsen und haben mir während der Schwangerschaft keine Probleme bereitet. Der Geburtstermin fiel übrigens auf denselben Tag, an dem ich das erste Mal bei Professor Gunia war – nur ein Jahr später.*

AM 27. FEBRUAR 2010 erscheint in der *Frankfurter Allgemeinen Zeitung* ein Interview, das die Journalistin Ingeborg Harms mit mir geführt hat. »Wo stechen Sie am liebsten zu, Herr Gunia?«, lautet die Überschrift. Das Interview füllt eine ganze Seite und ist auffallend aufgemacht. In dem Gespräch mit der Journalistin erkläre ich, wie meine Akupunktur funktioniert. Ich beschreibe sie »als eine Art Oberflächensoftware. Über die Kombination einzelner Akupunkturpunkte kann ich das Nervensystem ansprechen und quasi mit einer Genesungssoftware in einzelne Organsysteme eingreifen. Stimulationen durch Akupunktur lassen sich auch computertomographisch nachweisen.«

Auf die Frage, wie es kommt, dass die Chance, durch Akupunktur zu helfen größer wird, je exotischer die Erkrankung ist, erkläre ich: »Weil die chinesische Diagnostik eine zusätzliche Perspektive zum Krankheitsgeschehen des Patienten bietet und Akupunktur in sich schon eine psychosomatische Medizin ist, während in Deutschland die Diagnose Psychosomatik im Schnitt erst nach acht Jahren gestellt wird. Das heißt, dem Patienten wird eine Odyssee von acht Jahren zugemutet, bevor seine Erkrankung breiter angelegt therapiert wird.«

Ich berichte von den Heilungschancen bei den verschiedensten Krankheiten und Problemen, etwa dass Kaiserschnittnarben nach einer Akupunktur keinerlei Erhabenheit mehr zeigen und sich farblich integrieren, wobei ein komplett normales Hautniveau entsteht. Überhaupt ist die ästhetische Medizin ein Thema und ich erkläre auf die Frage der Journalistin, ob »ein paar Nadelstiche das Messer des plastischen Chirurgen ersetzen« könnten: »Durch die Akupunktur wird der ganze Mensch erreicht. Das Gesicht zum Beispiel wird vom Magenmeridian dominiert. Wenn Sie an ihm arbeiten, stärken Sie auch die neurologische Versorgung des Gesichts.« Und dann plaudere ich noch ein paar Anekdoten aus. So erzähle ich zum Beispiel, wie meine Frau auf einer Südamerika-Reise einmal geschwollene Finger hatte und ich ihr fünf Nadeln ins Ohr stach, wie wir dann während eines Vortrags am Tisch saßen und es auf einmal laut »Ping!« machte, weil ihr unter hohem Druck die Nierennadel wie ein Projektil aus dem Ohr herausgeflogen und gegen ein Wasserglas geprallt war, dass aus dem Nierenpunkt ein paar Tropfen Blut austraten und meine Frau übersät war mit Schweißperlen, da das im Körper gestaute Wasser über die Haut ausgeschieden wurde.

Und von meiner Mutter erzähle ich, die im Jahr 2006 Parkinson bekam, wie sie auf einer ihrer Geburtstagsfeiern wie ein ungebetener Gast dasaß und dass sie, seitdem ich sie behandele, zehn Jahre jünger wirkt, ihren alten Charme, Humor und Witz zurückgewonnen hat, dass das wächserne Parkinson-Gesicht komplett weg ist und sie im Urlaub sechs Kilometer spazieren geht.

Das Interview erscheint an einem Samstag. Am Wochenende sind Arztpraxen nicht besetzt, aber Hotels sind, wie man weiß, täglich geöffnet. Im Adlon Spa steht das Telefon nicht mehr still.

*Im Juli 2006 hatte ich eine größere Reise zusammen mit meiner Frau rund um meinen 50. Geburtstag geplant. Ich wollte in Sydney meinen Geburtstag feiern, mit meinem Oldtimer quer durch Australien fahren und dann mit dem Wohnmobil durch Neuseeland – doch leider kam alles etwas anders. Auf dem Zwischenstopp in Bangkok erlitt ich drei Tage vor meinem fünfzigsten Geburtstag einen Stammhirninfarkt, der mich zum Abbruch der so lange geplanten Reise zwang und zum »umbuchen« in einen mehrwöchigen Aufenthalt in einem dortigen Hospital. Ich konnte nicht mehr schlucken, musste künstlich per Sonde ernährt werden, hatte auf der gesamten linken Körperhälfte keine Tastgefühle und auch kein Temperaturempfinden, und mein rechtes Augenlied hing herunter. Nachts quälten mich wilde Träume und Halluzi-*

nationen. Nachdem sich meine Situation etwas stabilisiert hatte, schickte mir die Auslandskrankenversicherung eine Intensivkrankenschwester, die mich beim Rücktransport nach Deutschland begleitete. Zurück in der Heimat war ich für meine Krankenkasse ein mehr oder weniger unbeschriebenes Blatt. Meinem Ersuchen nach qualifizierter Weiterbehandlung stand man seitens der Krankenkasse hilflos gegenüber, es wurde mit der Zuleitung von circa 500 Gramm Antragsformularen beantwortet – und kurze Zeit später mit der Aussteuerung aus den Lohnersatzleistungen. In dieser Situation kam das Hilfsangebot von Günter Gunia, den ich über unser gemeinsames Interesse für Oldtimer kennengelernt hatte. Bramsche liegt zwar fünfhundert Kilometer von meiner Heimat entfernt, aber die neuntausend Kilometer von Bangkok zurück hatte ich schließlich auch überlebt. Ich erhielt für die Dauer von zwei Wochen jeweils morgens und abends eine Ganzkörperakupunktur von der Kopfhaut bis zu den Zehen mit je durchschnittlich 35 bis 40 Nadeln. Was mich beeindruckte war, dass das Schema der gesetzten Nadeln bei jeder Behandlung unterschiedlich ausfiel. Jedes Mal wurde von Günter ein neues »Programm« gesteckt. Mein hängendes Augenlied ließ sich weiter öffnen, das Schlucken wurde zusehends besser. Hatte ich mich nach der Ankunft in Deutschland nur etwas zu essen getraut, wenn ich ein Glas Wasser zum Nachspülen in Reichweite hatte, war das jetzt nicht mehr notwendig. Auch das Empfinden auf der linken Körperhälfte wurde zusehends besser, an den Händen und Füßen spürte ich wieder Temperaturen. Die Rückfahrt mit dem Auto konnte ich schließlich wieder selbst am Steuer übernehmen und die fünfhundert Kilometer ohne Rast durchfahren. Dabei aß ich ein Brötchen – ohne Wasserglas in Reichweite. Im darauffolgenden Sommer fuhr ich mit meinem Citroen Oldtimer, Baujahr 1956, in drei Wochen rund 8800 Kilo-

*meter durch elf Länder. Als ich mit meinem Wagen auf dem Roten Platz in Moskau stand, war ich richtig stolz. Es war erst neun Monate her, dass ich in Bangkok im Krankenhaus lag – und die deutschen Ärzte nach meiner Rückkehr vor ein Rätsel gestellt hatte.*

## 13 Hannah

»LIEGT HEUTE IRGENDETWAS Besonderes an?«, frage ich Sabine, die gerade die Patientenfolge für den Tag festlegt. Sie schaut auf den Monitor, scrollt mit der Maus die Termine ab, dann blickt sie auf: »Ja, heute kommt Hannah.«

Hannah. Ich werde niemals den Tag vergessen, als ich Hannah zum ersten Mal sah. Sie war gerade ein Jahr alt, saß auf dem Schoß ihrer Mutter und hatte so gut wie nichts von dem, was Kinder in diesem Alter auszeichnet. Sie hatte einen leeren Blick, war teilnahmslos und wirkte unglaublich erschöpft. Ihr Gesicht war aufgedunsen, und für ihr Alter war sie ohnehin viel zu groß und zu dick. Hannah war kein Kind, bei dem fremde Menschen auf der Straße sagen: »Ach, was für ein süßer Fratz.« Hannah war ein Kind, bei dem die anderen beschämt weggucken. Die Eltern kamen mit ihrer Tochter aus Köln angereist. Doch tatsächlich hatten sie einen sehr viel längeren Weg hinter sich, als sie endlich bei mir ankamen.

ES WAR HEILIGABEND, so erzählte die Mutter, als sie die Diagnose erfuhren: Ihre kleine, gerade einmal fünf Monate alte Tochter Hannah hat *BNS Epilepsie*. BNS steht für Blitz-Nick-Salaam, die Bezeichnungen für die drei Anfallstypen, die bei dieser

Krankheit auftreten können. Das Schlimme an dieser Form der Epilepsie sind aber weniger die sichtbaren Anfälle als vielmehr die *Hypsarrhythmien* im Gehirn, die sich über ein bestimmtes Wellenmuster im EEG zeigen und das Hirn in permanenter Unordnung halten. Das heißt: Es kann sich nur sehr schwer entwickeln. Einen gewissen Erfolg bei BNS verspricht die ACTH-Therapie. ACTH ist ein Hormon, das gespritzt wird und die Nebennierenrinde zur erhöhten Kortisonausschüttung anregt. Durch dieses Kortison wird das Hirn – laienhaft ausgedrückt – eingefroren. Die Idee ist, dass die Hypsarrhythmie dadurch aufhört und das Gehirn, wenn man es sozusagen wieder »auftaut«, »vergessen« hat, dass es jene Unregelmäßigkeiten jemals hatte. In siebzig Prozent aller Fälle ist diese Therapie erfolgreich. Hannah hatte sich am Klinikum Münster einer solchen ACTH-Therapie unterzogen, doch schlecht darauf angesprochen. Sie musste in die Verdoppelung und in die Verlängerung, bekam schließlich ein anderes Medikament. Irgendwann hat es tatsächlich funktioniert: Die Hypsarrhythmie war auf dem EEG nicht mehr nachweisbar. Nach vier Monaten Krankenhausaufenthalt wurde Hannah entlassen.

»Ich trug ein Kind nach Hause«, erzählte die Mutter damals, »das von den Strapazen dieser Behandlung deutlich gezeichnet war. Hannah hatte einen leeren Blick, war teilnahmslos und das Kortison hatte ihren Körper aufgeschwemmt: Mit acht Monaten wog sie 15 Kilo – so viel wiegt ein normal entwickeltes Mädchen mit dreieinhalb Jahren. Meine Nachbarn und Freunde erschraken, als sie meine Tochter sahen. Doch wir waren guter Hoffnung. Wir dachten, wir haben es geschafft und müssen sie nur noch aus dieser Starre herausbekommen – dann geht es aufwärts.«

Doch es dauerte nicht lange, da entwickelte Hannah ein neues Krampfmuster, nämlich Nickanfälle. Die Ärzte waren ratlos und schickten die Eltern mit dem Kind durch die halbe Republik. Im Klinikum Stuttgart waren sie zum Beispiel, weil dort das höchstauflösende MRT-Gerät Deutschlands steht. Mit dem Befund der Kernspintomografie fuhren sie nach Vogtareuth, ins Epilepsiezentrum für Kinder und Jugendliche der Klinik für Neuropädiatrie und Neurologische Rehabilitation, wo sich die Kleine zuvor schon mal einem äußerst anstrengenden Langzeit-EEG unterziehen musste. Hier sagte man den Eltern schließlich, dass in der linken Gehirnhälfte ihrer Tochter nichts so ist, wie es sein sollte. Es fehlten ganze Bereiche, andere seien schwammig angelegt. Die Diagnose war verheerend, eine Operation nicht möglich. Das einzige, was man machen könnte, so die Ärzte: die gesamte linke Gehirnhälfte isolieren, indem man die Verbindung zwischen der rechten und der linken Hälfte kappt. Eine OP mit fatalen Folgen: Hannah wäre Zeit ihres Lebens halbseitig gelähmt und auf einem Auge blind. Zudem würde auch vieles andere nicht funktionieren, wozu man die linke Gehirnhälfte benötigt. Hannah wäre schwerstbehindert, ein lebenslanger Pflegefall.

»Ich konnte es nicht fassen, dass dies die einzige Möglichkeit war, die unserer Tochter blieb. Ich zögerte, ich wollte dieser Operation nicht ohne Weiteres zustimmen. Hannah hatte gerade angefangen zu krabbeln. Ihre Entwicklung war ohnehin durch die monatelangen Therapien und ständigen Krämpfe extrem verzögert.« Der Mutter kamen die Tränen, während sie dies erzählte. »Ich stellte mir vor, wie es wäre, wenn ich ihr das alles nehmen würde, wenn sie aus der OP aufwacht und sich nicht mal mehr zur Seite drehen kann.«

Hannahs Mutter stellte das Urteil der Ärzte in Frage, sie war nicht gewillt, das prognostizierte Schicksal einfach anzunehmen. Sie wollte eine zweite Meinung und telefonierte sämtliche Kinderneurologen in Deutschland ab. Ihr eigener Haus-Neurologe, bei dem die Tochter in Behandlung war und der eine sehr hohe Meinung von den Kollegen in Vogtareuth hatte, war fassungslos. »Ich finde das richtig doof, was Sie machen!«, hielt er ihr entgegen. Sie würde Kompetenzen untergraben und in dieser kleinen Szene von Kinderneurologen Unruhe hereinbringen. Vogtareuth sei das beste kinderneurologische Zentrum Europas. Was sie sich einbilden würde, die Fähigkeiten der Ärzte dort in Frage zu stellen!

Das verunsicherte die Eltern natürlich. Hinzu kam, dass man ihnen in Vogtareuth inzwischen großen Druck machte. Sie müssten sich bald entscheiden, ob ihre Tochter an Krücken oder im Rollstuhl ins Heim kommen soll, hieß es von da. Aber im Heim würde sie auf jeden Fall landen. Hannah habe keine Chance mehr, in ihrer Entwicklung aufzuholen – nach all den Therapien und bei dem Krankheitsbild. Die Fallkonferenz ihrer Tochter – also das Treffen der Ärzte, bei dem über ihre Therapie erneut beraten würde – war erst im Juli, bis dahin blieb den Eltern noch ein wenig Zeit. Im April trafen sie in der Uniklinik Münster zufällig eine Patientin von mir, die ein epileptisches Kind hat, das von mir behandelt wird und seit drei Jahren nahezu keine Krampfbereitschaft mehr zeigt. Auch Medikamente muss es nicht mehr nehmen. Hannahs Eltern schöpften Hoffnung und vereinbarten sofort einen Termin bei mir in Bramsche.

»Wir haben auch alle Unterlagen und Untersuchungsergebnisse dabei«, sagte der Mann, als seine Frau die Geschichte zu Ende erzählt hatte, und legte mir einen dicken Aktenordner auf den Schreibtisch. Ich warf einen kurzen Blick auf den Deckel und schob ihn mit dem linken Ellbogen beiseite. Ich schaute Hannah an, dann die Eltern und sagte schließlich: »Ich kann Ihnen helfen.«

Mir kommen solche Aussagen inzwischen ganz selbstverständlich über die Lippen. Sie sind meine Überzeugung, mein Erfolg gibt mir Recht. Ich weiß natürlich, wie anmaßend es klingt. Normalerweise sagt man als Arzt eher, dass man alles in seiner Macht Stehende versuchen werde, aber keine Garantien geben könne. Ich hingegen ertappe mich ständig bei Imperativen. »In fünf Tagen ist das weg!«, sage ich schon mal bei gewissen

Krankheitsbildern. Nun, in dem Fall von Hannah, das wusste ich, würde die Behandlung länger dauern. Das Kind musste stabilisiert, der Körper so weit gestärkt werden, dass er mit den Krämpfen umgehen konnte. Ich vermag keine geschädigten Organe zu heilen, aber ich kann den Organismus dabei unterstützen, mit ihnen zurechtzukommen.

Die Eltern schauten mich fassungslos an. »Wissen Sie was? Das ist das erste Mal, das uns jemand nicht mitleidig und mit einem Achselzucken abserviert.« Ich konnte merken, wie ein bisschen von meinem Optimismus auf die Eltern überging.

Was müssen sie durchgemacht haben, schoss mir durch den Kopf. Es gibt Schicksalsschläge, mit denen man abschließen kann, zum Beispiel wenn jemand aus dem Leben gerissen wird. Aber ein Kind zu haben, das von mehrfacher Schwerstbehinderung bedroht ist, mit dem man auf der Suche nach einer Lösung von einem Klinikum zum anderen reist und das man schließlich freigeben soll, damit es zum Krüppel operiert wird – das ist fast mehr, als ein Mensch zu ertragen vermag. Hannahs Eltern sind junge, eloquente Leute, die in der Medienbranche arbeiten, viel gereist, erfahren und offen sind – sowie erfolgreich in ihren Berufen. Doch die Sorge um Hannah hat sie aus dem Gleichgewicht gebracht. Wie ich später erfahren sollte, war Hannahs Mutter darüber depressiv geworden. Der Mann hatte stark zugenommen, seine Art der Kompensation war das Essen.

Damals begann ich sofort mit der Ohr-Akupunktur. Bei Kindern werden keine Nadeln gesetzt, sondern kleine Getreidekörnchen ins Ohr geklebt. Hannahs Mutter schaute mir dabei skeptisch über die Schultern. Nach wenigen Minuten war ich fertig und Hannahs Eltern verließen mit ihrem Kind meine Praxis.

Schon im Zug, so wurde mir später berichtet, stellten die Eltern eine Veränderung fest. Hannah, sonst teilnahmslos und abwesend, begann auf einmal, ihre Umgebung aufmerksam wahrzunehmen. Zu Hause verblüffte sie die beiden noch mehr: Sie, die sonst unter schweren Gleichgewichtsstörungen litt und deshalb weder stehen noch gehen lernte, zog sich auf einmal am Badewannenbeckenrand hoch, ließ los – und stand plötzlich ganz allein und ohne Hilfe auf ihren kleinen Füßen. Hannahs Eltern waren sprachlos.

Ab dann kamen sie jede Woche nach Bramsche, und nach jeder Behandlung blühte Hannah weiter auf. Sie schlief besser und machte große Fortschritte in ihrer Entwicklung. Das Krampfen wurde zwar vorerst nicht weniger, aber sie bekam Kraft und Energie. Irgendwann fragte mich Hannahs Mutter, ob sie die Körnchen vielleicht auch selbst setzen und von mir lernen könne, wie man das macht. Das war gar keine Frage für mich. Ich gebe gern mein Wissen weiter und wünschte ohnehin, dass sich mehr Menschen mit Akupunktur beschäftigen und zumindest ein paar Sachen für den Hausgebrauch wissen und anwenden können. Ich lud Hannahs Mutter zu einem Workshop ein, den ich für Studenten an der Uni Potsdam gab. Außerdem zeigte ich ihr jedes Mal, wenn sie mit Hannah zu mir in die Praxis kam, wie man die Körnchen setzt. Später in Köln brauchte sie dann einfach nur mein Behandlungsmuster kopieren. Bald waren wir so weit, dass Hannah nur noch einmal im Monat zu mir kommen musste. In der Zwischenzeit behandelte sie ihre Mutter. Das ersparte zwar der Familie die lästige Fahrerei, führte allerdings auch dazu, dass ich Hannah nicht mehr so oft sah. Ich hatte mich schon so daran gewöhnt, sie einmal in der Woche zu behandeln, und vermisste sie. Doch heute würde sie kommen.

**ICH HÖRE HANNAH** sofort, als sie in die Praxis kommt. Ein lustiges Kinderbrabbeln schallt über den Flur, dann kurze, schnelle Schritte, und schon steht Hannah in der Tür zu meinem Behandlungszimmer. Hannah ist jetzt vier Jahre alt, und wer nicht wüsste, was sie hinter sich hat, würde sie auf den ersten

Blick für ein ganz normales kleines Mädchen halten. Ihre Mutter erzählte mir letztens, dass Hannah nun auch von Fremden angelächelt wird, man schaut nicht mehr weg. Und dass ihr die Tränen gekommen seien, als das erste Mal jemand sagte, sie hätte ja ein sehr hübsches, nettes Mädchen. Wenn man Hannah genauer mit Gleichaltrigen vergleicht, wird man natürlich feststellen, dass sie kombiniert entwicklungsverzögert ist. Aber es tut sich etwas, und es gibt keinen Bereich, der sich nicht entwickelt. Sie läuft, sie spielt, sie spricht in ganzen Sätzen. Und sie ist frei von Medikamenten. Die Krämpfe sind zwar immer noch da. Aber heute passiert dies etwa acht bis zwölf Mal im Monat, früher krampfte sie an einem Tag so viel.

»Wie geht es Ihnen?«, frage ich die Mutter. Eine überflüssige Frage, sie sieht blendend aus.

»Solange es Hannah gut geht, geht es mir auch gut, das wissen Sie doch! Aber erzählen Sie mal, ich habe gehört, Sie sind nicht mehr am Adlon?«

Ich winke ab: »Es gab da kein Entwicklungspotenzial mehr für mich. Und ein paar Meinungsverschiedenheiten. Außerdem strengte mich die Pendelei zunehmend an. Bramsche ist nun mal mein Lebensmittelpunkt. Momentan genieße ich es sehr, nicht ständig wegzumüssen.«

»Das verstehe ich. Und ich finde es gut, wenn Sie sich schonen«, sie zwinkert mir zu, »Sie werden schließlich gebraucht. Sie müssen sorgsam mit Ihren Energien umgehen.«

Wie Recht sie hat. Und langsam komme ich auch wieder dazu, aufzutanken. Ich genieße die Zeit mit meiner Familie, mit meinen beiden Söhnen. Max ist nun zehn, Mika, unser Jüngster, sechs Jahre alt. Sie bereiten mir viel Freude, und ich wünschte mir, ich hätte mehr Zeit für die Familie. Ich wünsche mir vor allem auch, es gäbe mehr Akupunkturärzte wie mich – zumindest einen Partner, der mich entlasten kann, einen Nachfolger dann irgendwann, obwohl ich es mir nur schwer vorstellen kann, mich zur Ruhe zu setzen. Ich brauche einfach die Arbeit mit den Patienten.

»Wie klappt es denn mit der Akupunktur?«, frage ich Hannahs Mutter.

»Oh, ich habe schon große Erfolge erzielt«, erzählt sie fröhlich, »ich habe die Kindergärtnerin von Hannah wegen ihres Heuschnupfens behandelt. Und sie hat keine Beschwerden mehr.«

»Das freut mich. Machen Sie weiter so«, sage ich. Dann frage ich Hannahs Mutter, ob ihr im Eingangsbereich schon mal die Kalligrafie aufgefallen sei, die da hängt. Sie verneint, und ich erkläre ihr, was es damit auf sich hat, welchen Auftrag mir Professor Zheng damals mit auf den Weg gegeben hat, vor zwanzig Jahren. Heute bin ich so weit, dass ich am liebsten denselben Auftrag an andere erteilen würde.

Während ich bei Hannah die Körnchen setze, schaut mir die Mutter interessiert über die Schultern. »Olé!«, sage ich, als ich mit der Behandlung fertig bin. Hannah lacht.

DRITTER TEIL

# Für eine andere Medizin

# 14 Von der Schwierigkeit des Forschens

WENN HANNAH MICH besucht, ist das immer eine große Freude – nicht nur, weil das Mädchen ein reizendes Kind ist und ich sie sehr mag, sondern auch, weil sie auf besonders eindrucksvolle Art und Weise zeigt, was mit Akupunktur alles möglich ist. Ohne meine Nadeln wäre sie operiert worden; ohne meine Nadeln wäre sie halbseitengelähmt und damit schwer behindert; ohne meine Nadeln wäre niemals der Entwicklungsschub der letzten Monate möglich gewesen, der sie fast aufschließen lässt zu vollkommen normal entwickelten Kindern, die nicht all das durchmachen mussten, was sie erfuhr. Die Geschichte von Hannah berührt mich sehr, und ich erzähle sie immer gern. Aber sie ist nur eine von vielen Patientengeschichten, die ich selbst manchmal kaum glauben kann. Einige von ihnen habe ich in diesem Buch schon zu Wort kommen lassen.

Es ist nicht von der Hand zu weisen: Akupunktur hilft. Die Heilungserfolge sind evident. Und dennoch versperrt das medizinische System in Deutschland ihnen nach wie vor seine Anerkennung. Die Traditionelle Chinesische Medizin im Allgemeinen und die Akupunktur im Besonderen führen in unserer gesundheitspolischen Diskussion ein Schattendasein. Sie stehen in der Schmuddelecke unter dem Label Esoterik, Sektiererei oder Schamanismus – etwas für Leute, die nicht ganz dicht sind und ihr Geld gerne verplempern.

Es gibt Gründe für die falsche Wahrnehmung der TCM. Unter anderem liegt es an der Historie ihres Bekanntwerdens. Vor fünfzehn bis zwanzig Jahren wurde in Deutschland über den exotisch wirkenden Ansatz eher gelächelt, teilweise wird das heute noch gern getan. Sie wurde nicht ernst genommen, weil Heilpraktiker sie anwendeten, denen aufgrund ihres nicht akademischen Status der Zugang zur wissenschaftlichen Überprüfung ihres Tuns an Universitäten erschwert ist. Die wenigen studierten Ärzte, die sich dem Thema TCM widmeten, kamen überwiegend aus der Praxis und hatten weder die Zeit neben ihrem ärztlichen Grundversorgungsanspruch noch die Chance, nach ihrer Niederlassung wieder an die Universitäten zurückzugehen, um dort zu forschen.

In den letzten zehn Jahren hat sich die Situation international grundlegend verändert. Heute gibt es verschiedene Studien zur TCM – vor allem die Chinesen und Amerikaner erforschen ihre wissenschaftlichen Grundlagen und beschäftigen sich mit ihr in klinischen Studien. In den USA wurde 1992 das *National Center of Complementary and Alternative Medicine* (NCCAM) eingerichtet. Es hat zum Ziel, ergänzende und alternative Heilpraxis wissenschaftlich zu erforschen, Forscher auszubilden und die Öffentlichkeit über die alternative Medizin zu informieren. Das NCCAM bekommt jährlich rund 100 Millionen US-Dollar vom *National Institute of Health*. In Deutschland kann man von einer derartigen Einrichtung vorerst nur träumen. TCM wird hier noch lange nicht die Aufmerksamkeit zuteil, die sie zweifelsohne verdient. Im Gegenteil, viel lieber wird versucht, die TCM weiterhin kleinzureden.

Ein in Berlin ansässiges, international anerkanntes Test-Institut brachte im Jahre 2005 eine Broschüre heraus, in der es um die Wirksamkeit von alternativen Heilverfahren geht. Die Ergebnisse waren teilweise niederschmetternd. Auch die chinesische Akupunktur kam nicht ungeschoren davon. Lediglich die drei Standard-Diagnosen, nämlich Kopfschmerz, Rückenschmerz und Gelenkschmerzen, wurden den Studienergebnissen entsprechend als mit Akupunktur behandelbar dargestellt, so wie es inzwischen auch Praxis der großen Krankenkassen ist. Die Kritiker stützen sich in der Regel auf durchaus umstrittene Untersuchungen von Professor Edzard Ernst aus Großbritannien, der an der Universität Exeter auf einem Lehrstuhl zur Erforschung der Komplementärmedizin sitzt. Seiner Meinung nach gibt es nur wenige Studien, die den herkömmlichen universitären Ansprüchen genügen, um die Wirksamkeit der Akupunktur zu beweisen.

Hierin liegt in der Tat ein großes Problem. Die internationale Wissenschaft legt in der Regel großen Wert auf das Studiendesign, wie Doppelblindverfahren – wobei weder Versuchsteilnehmer noch behandelnder Arzt wissen, mit wem welche Therapie durchgeführt wird –, große Fallzahlen und einheitliche Behandlungsverfahren. Diese Vorgehensweise ist aber fast schon ein Ausschlusskriterium für die Traditionelle Chinesische Medizin. Zwar sind auch hier große Fallzahlen sehr willkommen, jedoch erweisen sich Doppelblindstudien und fixierte Behandlungsstrategien entweder als unmöglich oder sie behindern den Erfolg. Da sich die TCM sehr individuell mit dem Menschen, seinem inneren Gleichgewicht und seiner psychosozialen Einbettung beschäftigt, können standardisierte Behandlungsprogramme nicht den maximalen Erfolg bringen. Die Dinge sind nicht einfach so über einen Leisten zu schlagen. Man kann sagen: Je individueller die Diagnostik in der TCM, desto größer ist die Aussicht auf Erfolg – und desto schwieriger ist es, diesen wissenschaftlich zu fassen. Zudem müssten sich Doppelblind- oder placebokontrollierte Studien allein schon aus ethischen Gründen verbieten: Professionell durchgeführte TCM hat eine so hohe Ansprechrate, dass sie den Placebopatienten nicht lange verwehrt werden sollte.

Der Frage, wie man die TCM in gut angelegten Studien untersuchen kann, widmete sich Claudia Witt – seit 2008 Professorin für Komplementärmedizin am Institut für Sozialmedizin, Epidemiologie und Gesundheitsökonomie an der Charité in Berlin – in ihrem Artikel »Komplementärmedizin: Weitere Forschung ist die Basis für die Integration in die Versorgung«, der im Jahr 2009 im *Deutschen Ärzteblatt* erschien. Ein Problem, so stellt die Autorin heraus, sei die Komplexität alternativer Heilverfahren. Bei der TCM werden je nach Diagnose unterschiedliche Verfahren kombiniert. Für die meisten konventionellen Forschungsfragen müssten diese verschiedenen Interventionen in einzelne Aspekte zergliedert werden, um diese getrennt voneinander zu untersuchen. Erweisen sich alle Komponenten jeweils als wirksam, würde in der Wirksamkeitsforschung in der Regel angenommen, dass die Kombination einen additiven Effekt hervorruft. Witt schreibt: »Es wird prinzipiell nicht davon ausgegangen, dass gegebenenfalls eines der Verfahren die Voraussetzung dafür ist, dass ein anderes seine Wirksamkeit entwickelt. Bei komplexen Therapiesystemen ist dies jedoch eine der wesentlichen Annahmen.« Ein weiteres Problem ergebe sich aus der historischen Entwicklung: »Komplementärmedizinische Therapiesysteme werden oft schon seit Jahrhunderten angewendet und waren schon verfügbar, bevor die heutigen Standards klinischer Forschung entwickelt wurden. Zusätzlich fehlen systematische Daten über die aktuellen Versorgungsstrukturen – das schließt das Diagnose- und Therapiespektrum ein. Anders folgt die Entwicklung eines neuen Medikaments in der konventionellen Medizin in systematisch aufeinander aufbauenden Phasen.« Bei der TCM aber wäre eine umgekehrte Forschungsfolge sinnvoll.

Die größte Studie, die zur TCM in Deutschland bisher durchgeführt wurde, haben nicht die Universitäten initiiert, sondern die gesetzlichen Krankenkassen. Sie fühlten sich quasi gezwungen dazu.

## 15 Das Gespenst namens Placebo

ALS DIE PRIVATEN Krankenversicherungen nach Heilpraktikerleistungen ab dem 1. Januar 1996 auch die Akupunktur in ihr Spektrum aufnahmen, fühlten sich die gesetzlichen Krankenkassen gezwungen, die Akupunktur auch als Kassenleistung anzubieten – wollten sie die freiwillig versicherten Besserverdiener halten, die sich den asiatischen Behandlungsmethoden gegenüber immer aufgeschlossener zeigten. Bis zum Jahr 2000 wurde die Akupunktur je nach Krankenkasse im Kostenerstattungsverfahren zu 60 bis 90 Prozent finanziert. Daraus resultierte ein Gesamtausgabevolumen von mehreren 100 Millionen DM. Um diese Beträge gegenüber den nichtakupunktierenden Ärzten zu legitimieren, wurden von mehreren Krankenkassen verschiedene Studien in Auftrag gegeben, welche die Wirksamkeit der Akupunktur unter Beweis stellen sollten.

Der Gemeinsame Bundesausschuss (G-BA), das oberste Gremium der gemeinsamen Selbstverwaltung der Ärzte, Zahnärzte, Psychotherapeuten, Krankenhäuser und Krankenkassen in Deutschland, beschloss am 16. Oktober 2000 sogar, Akupunktur nur noch im Rahmen von Modellvorhaben – gemäß §§ 63ff SGB V – zur Behandlung chronischer Schmerzen wie Kopfschmerzen, Lumbalgie und Arthroseschmerzen von der Gesetzlichen Krankenversicherung zu bezahlen. So wurde jeder Patient, der die Kosten für die Akupunktur von seiner Kasse beglichen haben wollte, zum Teilnehmer einer Studie, die in ihren Ausmaßen bald alles in den Schatten stellen sollte, was bis dato in Europa über die Effekte der Akupunktur geforscht wurde. Eines der großen Modellvorhaben wurde von der Universität Bochum koordiniert, an der Anfang 2001 die *German Acupuncture Trials* (GERAC) ins Leben gerufen wurden. GERAC bestand aus einer bundesweit durchgeführten Beobachtungsstudie bei circa 12.600 niedergelassenen Ärzten und aus vier randomisierten Studien bei fünfhundert dieser niedergelassenen Ärzte. Die vier für die randomisierten Studien zugelassenen Indikationen waren Spannungskopfschmerz, Migräne, Rückenschmerzen und Gonarthrose. (»Randomisiert« bedeutet »nach dem Zufallsprinzip ausgewählt«, das heißt: Die Patienten der Testgruppe, die die Behandlung A erhält, und diejenigen der Testgruppe, die B erhält oder der ein Placebo verabreicht wird, werden nach einem Zufallsprinzip auf die Testgruppen verteilt). Von 2001 bis 2005 trafen in Bochum 2,9 Millionen Faxmeldeformulare von rund 2,6 Millionen Patienten ein, 70 Prozent aller Patienten waren übrigens Frauen.

Rund 800 Patienten und Patientinnen nahmen in diesem Rahmen von Februar 2002 bis November 2004 an einer Migränestudie teil, in der die Effekte von Akupunktur und Schulmedizin verglichen werden sollten. Um auch bei Akupunktur so etwas wie einen Placebo-Effekt zu erzielen, bekamen einige Patienten statt der Akupunktur gemäß Traditioneller Chinesischer Medizin eine Scheinakupunktur *(sham acupuncture):* Bei der Sham-Akupunktur wurden Punkte gestochen, die es laut der Leitbahnenlehre gar nicht gibt, zudem wurde die Nadel nicht sehr tief in die Haut gestochen, maximal drei Millimeter, und eine Nadelstimulation fand auch nicht statt. Mittels der Sham-Akupunktur sollte herausgefunden werden, ob der Erfolg der Akupunktur tatsächlich auf spezifischen, also physiologischen, oder unspezifischen, also psychologischen, Effekten beruht. Unspezifische Effekte wären etwa eine positive Erwartungshaltung der Patienten gegenüber der Akupunktur sowie persönliche Vorbehalte seitens der Behandelten gegenüber der Schulmedizin, die ihnen bis dato nicht geholfen hat. Auch der Umstand, dass der Akupunkteur dem Patienten mehr Zeit einräumt, als der es von seinem Hausarzt gewohnt ist, kann so ein Effekt sein, ebenso der Glaube des Akupunktierten an das »Heilungsritual« mit dem fremden kulturellen Hintergrund.

Die Studie kam zu folgendem Ergebnis: Bei Migräne bewirkten zehn bis fünfzehn TCM-Akupunktursitzungen – zwei Sitzungen pro Woche – eine mittlere Reduktion der Migränetage von 38 Prozent und die schulmedizinischen Therapien mittels B-Blocker eine mittlere Reduktion von 33 Prozent. »Da schwerwiegende unerwünschte Ereignisse selten und nur wenige Kontraindikationen bekannt sind,« so die Autoren der Studie, »kann Nadel-Körperakupunktur als Ergänzung zur klassischen, leitlinienorientierten Schmerztherapie gesehen werden.« Bemerkenswert war auch, dass die medikamentöse Prophylaxetherapie über den gesamten Beobachtungszeitraum von sechs Monaten verabreicht wurde, die Akupunkturbehandlung aber meistens nur über einen Zeitraum von sechs Wochen. Damit war die GERAC-Migränestudie die erste Studie, die einen über die letzte Sitzung hinausgehenden Akupunktur-Langzeiteffekt im direkten Vergleich mit einer medikamentösen Dauertherapie nachweisen konnte. So weit, so gut.

Die Studie hatte überdies ein weiteres Ergebnis – zu dem übrigens auch zuvor schon andere Studien aus dem Modellvorhaben gekommen waren –, das die Fachwelt in großes Staunen versetzte: Der Unterschied zwischen TCM- und Scheinakupunktur ist überraschend klein: 38 Prozent auf der einen, 28 Prozent auf der anderen Seite. Die Autoren der Studie stellten erste Vermutungen an, um sich dieses Ergebnis zu erklären. Gibt es womöglich gar keinen spezifischen physiologischen Akupunktureffekt, wurde da überlegt. Oder ist der spezifische Akupunktureffekt so klein, dass er durch unspezifische Effekte überlagert wird und deshalb nicht mehr nachweisbar ist? Oder liegen unbekannte spezifische Mechanismen vor, die unabhängig von Punktauswahl, Stichtiefe und Nadelstimulation zu einer Besserung des Krankheitsbildes führen?

Der Aufruhr in der Szene und in den Medien war gewaltig. Während Kritiker und TCM-Skeptiker frohlockten, machte sich unter den Akupunkteuren und ihren Patienten eine große Irritation breit. Und Akupunkturausbilder fürchteten um ihre Klientel: Wenn ein unkoordiniertes wildes Nadelstechen tatsächlich die gleichen Effekte zeigt wie die mühsam erlernte Punktelehre aus China, wer wird dann noch viel Geld in die Ausbildung investieren? »Die eingebildete Heilung« überschrieb der *Spiegel* einen Artikel von Veronika Hackenbroch in der Nummer 44 des Jahres 2004, der die Studienergebnisse auswertete.»Ist es bei der hohen Kunst der Akupunktur also egal, wohin man sticht? Hat die GERAC-Studie die chinesische Yin-Yang-Philosophie als bloßen Budenzauber entlarvt?«, fragte die Journalistin. »Mit größter Sorge muss man beobachten, wie sich Schritt für Schritt alternative Heilverfahren ohne wirklichen und wissenschaftlich eingeführten Erfolgsnachweis ausbreiten«, echauffierte sich im *Deutschen Ärzteblatt* ein Arzt aus Nürnberg: »Man könnte dem langsamen Diffusionsprozess, mit dem sich irrationale Verfahren und Behandlungsmethoden im Bewusstsein der Öffentlichkeit ausbreiten, gelassener zusehen, wenn nicht die ärztliche Fürsorgepflicht aufgerufen wäre, den Patienten vor Schaden zu bewahren.«

Einige Akupunkteure übten sich in Schadensbegrenzung. So gab es Kollegen, die der Überzeugung waren, dass die scheinakupunktierten Patienten selbst herausgefunden hätten, dass man sie nicht richtig therapierte und sich zusätzlich behandeln ließen, um von ihren Leiden befreit zu werden. Ein Arzt gestand sogar, allein aus Mitleid mit dem Patienten – genauer: aus ethischen Gründen – statt der Scheinakupunktur die richtige angewendet zu haben. Er vermutete denn auch, dass viele seiner Kollegen so gehandelt hätten, weshalb das Ergebnis ohnehin mit großer Vorsicht zu genießen sei. Daneben gab es konstruktive Beiträge, die das Ergebnis zum Anlass nahmen, auch einmal über die »unspezifischen Faktoren« nachzudenken, diese als Arzt ernster zu nehmen und sich im medizinischen Alltag bewusster zu machen.

Auch Dominik Irnich von der Interdisziplinären Schmerzambulanz im Klinikum der Ludwig-Maximilians-Universität vermutete im Editorial zum *Deutschen Ärzteblatt* 2006, das sich vorrangig den GERAC-Studien und ihren Ergebnissen widmete, dass das Behandlungssetting der Akupunktur den Bedürfnissen vieler Patienten entgegenkomme und selbstaktivierende, selbstheilende Kräfte stimuliert: »Dazu gehören die ausführliche Anamnese, also das Zuhören, die Sammlung sämtlicher Symptome, und somit die Wahrnehmung aller Aspekte der Krankheit und nicht die Reduktion auf eine fachgebietsspezifische Symptomatik. Ferner besteht eine zeitintensive Arzt-Patienten-Interaktion, also das Gegenteil dessen, was manche Patienten im heutigen Medizinbetrieb erfahren.«

Dem kann ich mich nur anschließen. Auch ich führe einen Teil meines Behandlungserfolges auf jene »unspezifischen Faktoren« zurück. Die Kraft zu besitzen, sich auf den Patienten einzulassen, bewirkt meiner Erfahrung nach mehr, als nur Daten zu sammeln und daraus therapeutische Konsequenzen zu ziehen. Der Umgang mit den Patienten sollte grundsätzlich auf Augenhöhe stattfinden. Empathie ist Voraussetzung für eine optimale Kommunikation. Beim Lesen der Biografie von Morihei Ueshiba (1883–1969), dem Begründer der japanischen Verteidigungssportart Aikido, war mir der Satz aufgefallen: »Gehe mit deinem Gegner in Liebe um!« – eine seltsame Äußerung in Zusammenhang mit Samurai-Kampftechniken. Gemeint ist aber eine positive Einstellung und Fürsorge für den Trainingspartner. Eine derartige Einstellung dem Patienten gegenüber, verbunden mit dem Wunsch zu heilen, stellt für mich nicht nur in der Alternativmedizin die günstigste Voraussetzungen für eine optimale medizinische Behandlung dar.

Zusätzlich sollte man den Patienten das Gefühl der Geborgenheit geben auch und gerade über die Räumlichkeiten und das Ambiente. Einige Patienten sagen, dass sie schon beim Betreten meiner Praxis das Gefühl haben, gesund zu werden. Ruhe, Geduld, Freundlichkeit, Hilfsbereitschaft und eine wohnliche Ausstattung erzeugen eine angenehme Atmosphäre. Das alles ist zweifelsohne wichtig, wenn man heilen möchte. Doch diese »unspezifischen Faktoren« allein schaffen keinen Heilungserfolg. Die Nadeln wirken. Die Frage ist nur: Wie und warum? Warum hat es einen Effekt, wenn ich bei bestimmten Symptomen bestimmte Punkte steche? »In der Grundlagenforschung wurden physiologische Wirkungen der Nadelstiche eindeutig nachgewiesen«, so Irnich in dem oben zitierten Editorial, »dazu gehört die lokale Transmitterfreisetzung, die Aktivierung segmentaler und suprasegmentaler antinozizeptiver Inhibitionsmechanismen, der Einfluss der Nadelung auf die Aktivierung spezifischer Hirnareale sowie die längst bekannte zentrale Ausschüttung verschiedener Endorphine und Neurotransmitter wie Serotonin und Noradrenalin. Dennoch gibt es keine allgemein anerkannte Theorie, die Langzeitwirkungen oder Punktspezifität erklären könnte.«

Auf jeden Fall zeigten die Resultate der groß angelegten Studien, dass die Patienten von der Akupunkturbehandlung profitierten. Inwieweit Akupunktur dies nun über spezifische oder unspezifische Mechanismen tue, könne für den einzelnen Patienten doch egal sein, argumentierten denn auch viele Kollegen in der Debatte. Und so oder so ähnlich müssen es wohl auch die Krankenkassen gesehen haben, als sie im April 2006 Akupunkturbehandlungen bei Patienten mit chronischen Rücken- oder Knieschmerzen als Regelleistung anerkannten. Die Krankenkassen stimmten mehrheitlich dafür, die Ärzte eher dagegen, die Patientenverbände waren auch dafür, hatten jedoch kein Stimmrecht. »Obwohl insgesamt kein eindeutiger Nachweis der Überlegenheit der ›echten‹ Akupunktur vorliegt, haben wir im Interesse der Patienten eine positive Entscheidung getroffen«, sagte der Vorsitzende des Gemeinsamen Bundesausschusses, Dr. Rainer Hess, damals der Presse. Für Behandlung von Spannungskopfschmerzen und Migräne wurde die Akupunktur jedoch – trotz der oben zitierten Ergebnisse der GERAC-Studie – nicht als Kassenleistung anerkannt. Im Vergleich beider Akupunkturformen, so erklärte man damals, konnten mit der Standardtherapie keine Unterschiede festgestellt werden.

Für mich gibt es keinen nachvollziehbaren vernünftigen Grund für diese Entscheidung. Vielleicht war es eine Kostenfrage: Wenn man die Zahl der Migränepatienten berücksichtigt – nämlich circa zehn Millionen – und den Leidensdruck betrachtet, würden vermutlich deutlich mehr Migränepatienten als orthopädische Patienten die Akupunktur beanspruchen. Das wiederum würde wahrscheinlich doppelt so hohe Kosten verursachen. Zudem weiß man: Wer einmal Migräneschmerzen hatte, ist auch bereit, selbst in die Tasche zu greifen, um wirkungsvolle Alternativen mit der Aussicht auf Heilung zu nutzen.

Immerhin, seit dem 1. Januar 2007 zahlen alle deutschen gesetzlichen Krankenkassen Akupunktur bei chronischen Schmerzen in der Lendenwirbelsäule oder in den Knien, wie etwa bei Kniegelenksarthrose, im Rahmen einer Schmerztherapie. Alle anderen Akupunkturbehandlungen sind nicht Leistung der gesetzlichen Krankenkasse und müssen deshalb selbst bezahlt werden. Wenn man bedenkt, dass in China über tausende von Jahren alle Erkrankungen mit TCM behandelt und die Strategien dokumentiert worden sind, fragt man sich natürlich, warum so wenig Interesse in Deutschland an dieser einfachen, effektiven und kostengünstigen Methode besteht, zumindest von offizieller Seite. Die Nachfrage bei den Patienten ist jedenfalls so groß, dass sich Wartezeiten ergeben. Viele gesetzlich versicherte Patienten sind bereit, selbst bei geringem Einkommen in die eigene Gesundheit zu investieren, da die Krankenkassen ja nur Schmerzbehandlungen übernehmen.

Außerdem beschlossen die Kassenärztlichen Vereinigungen übrigens, dass die Akupunkteure künftig Zusatzfortbildungen vorweisen müssen, wollen sie ihre Arbeit von der Kasse bezahlt bekommen. War für Ärzte bis dahin ein Akupunkturdiplom ausreichend, um schmerztherapeutische Akupunkturbehandlungen vergütet zu bekommen, wurden von nun an schmerztherapeutische und psychosomatische Zusatzfortbildungen von jeweils 80 Stunden erforderlich. Von den bundesweit 10.000 Akupunkteuren verfügten im Jahr 2006, zum Zeitpunkt des Beschlusses, dem Gemeinsamen Bundesausschuss zufolge bislang nur 2.500 über diese Qualifikation.

Zu dieser Maßnahme mag ein weiteres Ergebnis der Studien geführt haben, wonach nämlich erfahrene Akupunkteure bessere Ergebnisse erreichten: B-Diplomanden – mit einer Ausbildung von insgesamt 350 Stunden – hatten bei ihren Behandlungen weniger unerwünschte Wirkungen verzeichnet als A-Diplomanden, die zuvor nur 140 Stunden Ausbildung genossen hatten. Qualitätssicherung war somit ein wichtiger Aspekt.

Dafür sollten auch so genannte Qualitätszirkel sorgen, an denen alle akupunktierenden Ärzte von nun an teilzunehmen haben. Diese Zirkel sind allerdings keine Erfindung der Kassenärztlichen Vereinigung. Bereits Ende der 1990er Jahre hatten sich engagierte Akupunkteure zusammengetan, um eigene Ergebnisse vorzutragen und zu diskutieren. Auch ich hatte so einen Zirkel einmal ins Leben gerufen – aus Engagement, aus Interesse und aus der Einsicht in die Notwendigkeit, sich auszutauschen. Diese drei Voraussetzungen sollte jeder mitbringen, der akupunktieren will, denn angesichts der zeitraubenden Fortbildungen und Verpflichtungen sowie des eher mageren Gewinns, mit dem man rechnen kann, ist für Ärzte Akupunktur nicht nur attraktiv. Gab es während der Evaluationsphase bei den meisten Krankenkassen noch circa 36 Euro pro Behandlung, werden heute nur noch rund 21 Euro gezahlt. Zusätzlich erschwert ein gewaltiger Berg an Bürokratie die Ausübung der Akupunktur. Von einer »wahren Dokumentationsorgie (Therapieplan sowie Eingangs- und Verlaufserhebung mit jeweils sechs Parametern)« klagte ein Kollege aus Berlin im *Ärzteblatt*, »die potenziellen Anbietern wohl die Arbeit vermiesen soll«. Sogar die richtige Anzahl der zu verwendenden Nadeln habe der Ausschuss in seiner Regulierungswut verkündet. »Mengensteuerung durch Bürokratieaufbau« war der Artikel überschrieben.

Nein, leicht gemacht wird es den Akupunkteuren keineswegs. Zumal sie nicht nur die zeitraubende Bürokratie, Ausbildung und Qualitätssicherung zu bewältigen haben – sondern immer auch und immer mehr: die Anfeindungen seitens der Schulmediziner.

# 16 Verteidigungskämpfe

DIE ERFOLGE DER TCM sind so eindeutig und der mit ihr verbundene therapeutische Aufwand so gering, dass sie in vielen Fällen eine sinnvolle Ergänzung oder auch wirkliche Alternative zur westlichen medizinischen Praxis darstellt, was diese wiederum bedroht. Es geht um Geld, das Ärzten, die sich nicht umorientieren wollen, entgeht. Es geht um Geld, das den Herstellern der Medikamente fehlen wird. Dies lässt sich leicht allein am Beispiel chronischer Krankheiten zeigen.

Chronisch kranke Menschen haben meist über viele Jahre hinweg Diagnostik- und Therapie-Odysseen hinter sich, um dann jegliche Hoffnung auf dauerhafte Besserung und Heilung aufgeben zu müssen. Es entsteht eine Situation, die zwangsläufig auch psychosoziale Veränderungen mit sich bringt und schulmedizinisch kaum aufgefangen werden kann.

Selbst ein engagierter Hausarzt kann im Rahmen seiner kassenärztlichen Möglichkeiten und Zeitvorgaben einer solchen Klientel nicht immer gerecht werden, möchte das vielleicht aber auch nicht gerne zugeben. Viele Ärzte sind sehr technikorientiert oder haben sogar Berührungsängste gegenüber ihren Patienten. Manche können sich auf ihre Patienten nur schwer einlassen und Nähe herstellen. Dies ist vor allem bei vielen Ärzten zu beobachten, die Anfang der 1970er Jahre ihr Studium begonnen haben. Damals kam durch die Einführung des Numerus clausus eine völlig neue Generation von jungen Menschen ins Medizinstudium. Während nach früheren Studien eher praktisch orientierte Menschen den Weg zum Arztberuf suchten, kamen jetzt mehr Theoretiker, denen es schwer fiel, menschlichen Kontakt zu ihren Patienten aufzubauen. Ihr Ziel war häufig auch weniger, ein guter Arzt zu werden, als vielmehr ein außergewöhnlich gutes Einkommen zu erzielen. Meine Kommilitonen und ich unterschieden damals zwei Arten von Studenten: die einen studierten Medizin, die anderen Chefarzt.

Vor allem bei der letztgenannten Spezies – inzwischen reichlich desillusioniert, weil nach den ersten guten Jahren die versammelten Gesundheitsreformen dafür gesorgt haben, dass sich das große Geld in der Medizin nicht mehr so leicht machen lässt – bleibt die Verschreibung von Medikamenten als Trostmittelchen: für den chronisch Kranken, dem somit erst einmal geholfen ist, wie für den Arzt, der dadurch den Patienten relativ schnell wieder los wird, ohne ihn zu verlieren, denn chronisch Kranke kommen immer wieder. Jährlich werden Millionen Tabletten von chronisch kranken Menschen geschluckt. Diese Patienten sichern der Gesundheitsindustrie ihr Einkommen. Sicher helfen sie sogar, aber möglicherweise machen sie auch abhängig und verhaften uns mit unseren Erkrankungen. Es ist nicht auszuschließen, dass diese Medikamente chronische Krankheiten erst stabilisieren. Wem die Mittelchen auf jeden Fall helfen: der Pharmaindustrie und den Ärzten, die dank ihnen auf eine regelmäßig in der Praxis erscheinende Stammpatientenschaft setzen können.

Als mein jüngster Sohn im Alter von zwei Jahren Asthma bekam, bin auch ich damals mit ihm zunächst zum schulmedizinischen Kollegen gegangen. Der wollte dem Kind die übliche Inhalation verschreiben, also kortisonhaltige und bronchialerweiternde Substanzen. Diese Medikamente helfen zwar akut und schnell, wenn das Kind nach Luft ringt und sich quält. Doch mit der ersten Anwendung dieser Inhalation beginnt auch eine Dauerbehandlung, die nicht zu einer Heilung führen wird, sondern nur darauf zielt, die Symptome zu mildern, – und vor allem in eine starke Medikamentenabhängigkeit mündet. Es wird sogar empfohlen, das Spray selbst dann zu nehmen, wenn kein Asthmaanfall droht. Der Grund: Das Spray verursacht nicht nur eine Entspannung der Bronchialmuskulatur, sondern auch eine Erweiterung der Herzkranzgefäße, die das Herz mit Sauerstoff versorgen. Der Körper gewöhnt sich an das Medikament. Ohne den anregenden Reiz des Asthma-Sprays werden diese Gefäße enger und das Herz wird möglicherweise mit weniger Sauerstoff versorgt. Ist die Atmung ohne Spray anstrengend, kann sich ein sogenanntes Emphysem entwickeln, eine Überblähung der Lunge, bei der Lungenbläschen absterben, was zur dauerhaften Schädigung der Lunge führt. Außerdem geht die erhöhte Pulsfrequenz mit einem unangenehmen Herzrasen einher, das meinem kleinen Jungen nachts den Schlaf rauben würde. Alle diese Aspekte führten dazu, dass ich mich auf meine alternativen Heilmethoden besann. Gemeinsam mit einem Homöopathen entwickelte ich eine Therapie. Der Homöopath empfahl auf das Kind abgestimmte Globuli, ich akupunktierte die Ohren. Nach vier Tagen war mein Sohn beschwerdefrei.

So wie meinem kleinen Sohn kann vielen anderen chronisch kranken Patienten mittels Akupunktur schnell und effizient geholfen werden – und vor allem: kostengünstig. Der gesunde Rheumatiker, Asthmatiker oder Neurodermitiker geht nicht mehr so häufig zum Arzt und nimmt keine Medikamente oder Salben.

Das sehen die Ärzte, die heute darauf angewiesen sind, dass ihre Patienten sie regelmäßig aufsuchen, nicht so gern ein, und die Pharmaindustrie, der die Kunden abhandenkommen würden, schon gar nicht. Die versucht ohnehin alles, um ihre Produkte an den Patienten zu bringen. Wer aber neben den Patienten ein sehr großes Interesse an TCM haben sollte, sind die Krankenkassen. Sie stecken in großen finanziellen Problemen, wie nicht zuletzt der Konkurs der City BKK im Frühjahr 2011 zeigte. Nach der Gesundheitsreform von 2007 wurde 2009 ein bundeseinheitlich festgelegter Beitragssatz eingeführt, den die Krankenkassen von ihren Mitgliedern einziehen. Über diese Beiträge können sie jedoch nicht frei verfügen, sondern führen sie an den Gesundheitsfonds ab, aus denen die Kassen ihre Zuweisungen erhalten. Für die Krankenkassen ist somit irrelevant, wie arm oder reich ihre Mitglieder sind, schließlich müssen sie alles, was sie einnehmen, abführen. Relevant jedoch ist für sie, wie krank oder gesund die Menschen sind, je nachdem müssen sie mehr oder weniger ausgeben. Mit dem Geld aus dem Fond müssen die Kassen dabei wirtschaften. Und Krankenkassen, die vor allem alte Menschen mit vielen Gebrechen versorgen müssen, haben hier zuweilen das Nachsehen. Wenn sie nicht mit den zugewiesenen Einnahmen zurechtkommen, können sie von ihren Versicherten zwar einen Zusatzbeitrag verlangen. Das aber führt nicht selten dazu, dass die Patienten die Kasse wechseln, und zwar vorwiegend die Jüngeren und somit auch Gesünderen, für die ein Kassenwechsel kein großer Aufwand darstellt, wie etwa für Ältere, die allein von dem Gedanken, sich um einen neue Kasse kümmern zu müssen, überfordert sind.

Interessant fand ich den Fall der Gemeinsamen Betriebskrankenkasse (GBK). Im Winter 2010 wurde bekannt, dass die kleine Kasse Außenstände von etwa 50 Millionen Euro zu verzeichnen hatte. Als Grund wurde angeführt, dass zwei der insgesamt 30.000 Versicherten von der sogenannten »Bluterkrankheit« betroffen waren. Deren Behandlungskosten konnte die kleine Betriebskrankenkasse offenbar nicht mehr stemmen. Als ich das erfuhr, musste ich sofort an die Bluter denken, die ich behandelt hatte – und welche Erfolge ich erzielen konnte.

Das Bonner Hämophilie-Zentrum, eines der größten Hämophilie-Zentren der Welt mit derzeit 958 ständig betreuten und behandelten Patienten, war auf meine Praxis aufmerksam geworden und an einer gemeinsamen Studie interessiert. Untersucht werden sollte, wie gerade im Bereich der unteren Extremitäten durch Akupunktur Schmerzlinderung erreicht werden kann. In der Vorphase der Studie wurden bereits drei Patienten wegen ihrer massiven Beschwerden zu mir zur Behandlung geschickt. »Nach einigen Wochen entsprechender Behandlung waren nicht nur die Beschwerden deutlich rückläufig«, so hieß es später in dem entsprechenden Bericht, »es zeichnete sich deutlich eine Reduzierung der im Rahmen der mit den Gelenkproblemen verbundenen Substitutionstherapie erforderlichen Dosierung ab.«

Die Kollegen erhofften sich, dass Akupunktur eine Reduzierung von Schmerzmedikamenten, wie insbesondere Antirheumatika, ermögliche: »Wenn sich die bisherigen Erfahrungen bestätigen, dass hierdurch auch die sehr teuren Gerinnungspräparate in einem signifikanten Umfang eingespart werden können, dann wäre gerade diese Therapiemöglichkeit eine vielversprechende Methode, den diesbezüglich schwer betroffenen Patienten entscheidend helfen zu können.« Die Studie kam zu dem Ergebnis, dass etwa 80 Prozent der untersuchten Patienten auf diese Methode ansprach und einen Verbesserungsgrad ihrer Beschwerden und Beweglichkeit ihrer Gelenke von circa 60 Prozent gewann. Als Nebenbefund konnte bei den meisten Patienten eine deutlich verbesserte Lebensqualität und eine geringere Notwendigkeit der Zufuhr des Blutgerinnungsfaktors (Faktor 8) beobachtet werden.

Es ist offensichtlich: Schon allein der Kostendruck wird in den nächsten Jahren eine Veränderung unseres Gesundheitssystems erforderlich machen und vor allem ein Umdenken seitens der Krankenkassen, die sich immer größeren Problemen gegenübersehen. Die Gesundheit ihrer Versicherten liegt ihnen allein schon aus ökonomischen Gründen am Herzen. Behandlungen und Operationen kosten einfach sehr viel Geld. Am besten sollten die Versicherten gar nicht erst krank werden. Prävention ist daher schon seit einiger Zeit das Zauberwort der Branche. So wurden etwa im Jahr 2009 311 Millionen Euro für Prävention ausgegeben, 13 Prozent mehr als im Vorjahr. Nach § 20 SGB V sollen Krankenkassen einen bestimmten Betrag in die sogenannte Primärprävention investieren – derzeit 2,78 Euro pro Versichertem und Jahr. Tatsächlich wurden 4,44 Euro je Versichertem ausgegeben. Das sind fast 60 Prozent mehr als der Gesetzgeber vorschreibt. Bezahlt werden Kurse zu Aqua-Fitness, Wirbelsäulengymnastik, Yoga, Tai Chi, Autogenem Training, Ernährungsberatung. Zudem gibt es maßgeschneidert für individuelle Bedürfnisse Kurse, die sich an Familien, Schwangere, Kinder, Jugendliche, Senioren, Frauen, Männer oder Berufstätige wenden. Inzwischen lebt eine ganze Branche von der Prävention, und das nicht schlecht.

Auch Akupunktur wirkt präventiv – nicht nur über die Raucherentwöhnung, die mit Hilfe von Akupunktur sehr viel einfacher funktioniert. Ich habe schon etliche Raucher dazu gebracht, von der Zigarette loszukommen und damit von dem erhöhten Risiko, an Lungenkrebs zu sterben. Auch anderwärts kann man mittels Akupunktur vorbeugen. Von meinem Freund beispielsweise, der einen großen Konzern leitet und trotz seiner hohen beruflichen Belastung seit meiner regelmäßigen Akupunkturbehandlung keinerlei Infekte oder größere Erkrankungen mehr hat ertragen müssen, habe ich weiter oben schon erzählt.

Dass viele Ärzte und die großen Institutionen so sehr an der westlichen Medizin festhalten, das hat, wie gesagt, wirtschaftliche Hintergründe. Bei den etablierten Ärzte, die früher die Akupunktur als Heilpraktikerbeschäftigung abgelehnt haben, dominieren heute Konkurrenzgedanken, weil die Wirksamkeit der

TCM besonders bei Problemfällen oder chronischen Erkrankungen, aber auch in der Prävention unübersehbar geworden ist und der Zustrom der Patienten in die TCM-Ambulanzen sich zu einem wirtschaftlichen Faktor entwickelt hat. Derartige Ambulanzen auf dem Campus würden sich selbst und sogar die eigene Forschung finanzieren können, aber möglicherweise anderen Universitätsambulanzen Patienten nehmen. Nur die Leistung, die man als Arzt selbst erbringen kann, sichert die Existenz. Und noch ist es für den Einzelnen ökonomisch attraktiver, Patienten mit chronischen Erkrankungen westlich orientiert zu behandeln als fernöstlich orientiert zu heilen.

Diese Rechnung wird langfristig aber nicht aufgehen. Soll man erst Krebs bekommen und ihn dann behandeln lassen? Oder lieber erst gar keinen Krebs bekommen und ihn folglich auch nicht behandeln lassen müssen? Letzteres ist mit unserem derzeitigen System kaum kompatibel. Die Diagnostiker leben davon, Krankheiten wie Krebs zu diagnostizieren, die Chirurgen leben davon, Tumore wie Krebs zu entfernen, die Pharmaindustrie lebt davon, Medikamente wie die für die Chemotherapie zu verkaufen. Wenn weniger Menschen Krebs hätten – es wäre ein Chaos. Aber wäre das nicht schön?

## 17 Wo die Chemie stimmt

DAS GEFÄHRLICHE AN der chinesischen Medizin ist, dass sie hilft. Die TCM, wie auch andere komplementärmedizinische Verfahren, belastet den Organismus nicht mit Chemikalien oder Giften. Sie setzt an der grundlegenden Störung der Organe an und nutzt die körpereigenen Ressourcen, ohne sich dabei nur auf somatische Aspekte zu beschränken. Körper, Seele und Geist werden ins Gleichgewicht gebracht. Die TCM kann Leistungsabfall und körperliche oder emotionale Störungen kompensieren. Über das vegetative Nervensystem vermag die Akupunktur nebenwirkungsfrei auf alle Organe und Körperfunktionen Einfluss zu nehmen. So lassen sich auch das Stoffwechselsystem und die Immunreaktion positiv beeinflussen. Heute wissen wir aus der Psychoneuroimmunologie, wie wichtig gerade sozialpsychologische Aspekte in der Medizin sind. Die TCM berücksichtigt diese Aspekte bereits seit einigen tausend Jahren.

Und ihre Erfolge sprechen zunehmend eine bürgerliche Klientel an, ähnlich wie sich über die Jahre auch das Bedürfnis nach biologisch erzeugten Lebensmitteln auf breiter Basis durchgesetzt hat. Heute wird die TCM längst nicht mehr nur von alternativ orientierten Patienten in Anspruch genommen, sondern zunehmend von kritischen, gesundheitsorientierten Menschen aus Führungspositionen und den Mittelschichten. Nicht nur der medizinische Leidensdruck und enttäuschende Erfahrungen mit der westlichen Medizin führen zum Interesse an alternativen Heilverfahren, sondern vor allem ein neues Gesundheitsbewusstsein mit Interesse an Prävention und Salutogenese. Es geht zunehmend nicht allein nur um die Befriedigung von Basisbedürfnissen, sondern auch um das Wiedergewinnen von Lebensqualität.

Noch stellt Akupunktur in unserem Gesundheitssystem ein Angebot dar, das sich überwiegend kritische und wohlhabende Gesundheitsbewusste leisten können und wollen. Wir beobachten eine Abstimmung mit den Füßen. Sie wird irgendwann einmal Bewegung in die kassenärztliche Bewertung von Akupunkturleistungen und die Struktur des deutschen Versicherungssystems bringen und damit über die Finanzierung auch die weitere wissenschaftliche Erforschung und Entwicklung der TCM sichern.

Zumal eine alternde Gesellschaft wie die unsere vor ganz besonderen Herausforderungen steht, ihre energetischen Ressourcen zu pflegen. Die Arbeitgeberverbände haben schon vor vielen Jahren erkannt, wie wichtig aktive Gesundheitspflege im Arbeitsprozess und der nachfolgenden Rentnerphase ist. Viele aufgeschlossene *best ager* sind heute schon dankbare Patienten der TCM. Meine Erfahrung hat gezeigt, dass bis weit über das 90. Lebensjahr hinaus organische oder funktionelle Störungen mit der Akupunktur beherrschbar sind und so auch die Freude am Lebensabend erhalten bleibt. Ich muss nur an meine Eltern denken. Sie kommen jede Woche einmal zu mir in die Praxis und lassen sich akupunktieren. Waren sie am Morgen vielleicht müde und antriebslos, wie es im hohen Alter nicht selten der Fall ist, erschienen sie beim gemeinsamen Abendessen bei uns im Haus wie ausgewechselt: Sie sprudelten fast über vor Energie und Lebensfreude.

Eine solche so einfach zu erzeugende Lebensqualität im Alter leistet wiederum einen immensen Beitrag dazu, die allgemeinen

Gesundheitskosten zu reduzieren. Die Politik wird sich auf Dauer dem Gedanken, mit geringerem finanziellen Aufwand therapeutische Erfolge zu erzielen, nicht verschließen können. Sie muss auch bedenken, dass die alternde Gesellschaft einen steigenden Bedarf an Ärzten und Pflegepersonal hat. Ob Mediziner aber dann, wenn es akut wird, in ausreichender Menge zur Verfügung stehen, ist fraglich. Denn der Arztberuf ist für viele junge Menschen schon lange nicht mehr attraktiv. Geld verdienen lässt sich damit nicht mehr so wie früher. Zudem schrecken die Arbeitsbedingungen in den Krankenhäusern, wo junge Ärzte zu tage- und nächtelangen Schichten verdonnert werden, ab. Kein Wunder, dass sich manche, die das harte Medizinstudium erfolgreich abgeschlossen haben, dann doch anders entscheiden und lieber in die Wirtschaft gehen oder in die Medien. Oder sie werden tatsächlich Arzt und gehen ins Ausland, wo bei besseren Arbeitsbedingungen mehr Geld herausspringt.

Wenn irgendwann einmal die Ärzte wirklich knapp werden, sieht es düster aus. Eine Vorahnung gibt die Situation auf dem Land, wo schon heute die Patienten kilometerweit fahren müssen, um dann stundenlang im Wartezimmer eines völlig überlasteten Allgemeinarztes zu warten, bis sie endlich an der Reihe sind. Noch ist es nur der Ärztemangel auf dem Land, der den Politikern zu schaffen macht. Doch was für Nöte kommen auf uns zu, wenn es auch in den Städten eng wird?

Auch gegen Ärztemangel hilft Akupunktur. In einem Gesundheitssystem, das nicht allein auf Schulmedizin basiert, sondern in dem auch der TCM Raum gegeben wird, bräuchte man nämlich weit weniger Ärzte. Über Akupunktur würden die chronisch Kranken entlastet und die Menschen allgemein würden durch den hohen präventiven Anteil der TCM seltener erkranken. Voraussetzung dafür sind natürlich gut ausgebildete TCM-Ärzte.

# 18 Was zu tun ist

TCM DARF NICHT unreflektiert auf westliche kulturelle Bedingungen übertragen werden. Dieser Vorgang muss auf einer gefestigten Wissensbasis über die TCM vonstatten gehen. Man kann nichts anpassen, was man nicht vorher gemeistert hat. Findet eine Adaptierung ohne ein tiefes Verständnis für Theorie und Praxis der Chinesischen Medizin statt, so kommen verfälschte Formen von »Akupunktur« heraus, die weder chinesisch noch westlich genannt werden können und schließlich aufgrund ihrer ärmlichen Therapieerfolge die TCM in Verruf bringen.

Um diese Professionalität zu erreichen, ist allerdings eine umfangreiche Ausbildung erforderlich, meines Erachtens von mindestens 1.500 Stunden. Ein hohes Maß an Erfahrung ist unabdingbar. Die chinesischen Experten empfehlen zehntausend Pulsuntersuchungen, bevor sie einem Arzt zutrauen, selbständig eine sichere chinesische Diagnose stellen zu können. Bei etwa fünf Untersuchungen pro Tag und ungefähr zweihundert Arbeitstagen pro Jahr sind das zehn Jahre Ausbildungszeit. Praktische Erfahrung in der Therapie ist ebenso notwendig, um die mehr als tausend Punkte auf dem menschlichen Körper, die für die Akupunktur relevant sind, sowohl von ihrer Lokalisation als auch von ihrem Wirkspektrum und ihren Kombinationsmöglichkeiten her einschätzen zu können. Ich habe mir einmal von einem Mathematiker ausrechnen lassen, wie viele verschiedene Kombinationsmöglichkeiten es in der Akupunktur gibt. Die Anzahl der Kombinationsmöglichkeiten bei einer Auswahl von nur zwanzig Akupunkturpunkten lautet demnach: 1,20351079432 mal $10^{45}$.

Nach einer Empfehlung der Bundesärztekammer beschäftigen sich seit etwa vier Jahren die Länderkammern damit, wie die TCM in die ärztliche Weiterbildungsordnung integriert werden kann. Einige Ärztekammern, wie die in Bayern, Niedersachsen und Nordrhein-Westfalen, haben diesen Prozess bereits abgeschlossen. Leider gibt es keine bundeseinheitliche Regelung über die Inhalte, obwohl die Weltgesundheitsorganisation WHO in Peking einen Gegenstandskatalog, die sogenannten *Guidelines*, zum Thema Akupunktur erstellen ließ. In Deutschland werden lediglich zweihundert Ausbildungsstunden für die Zusatzbezeichnung »Akupunktur« vorausgesetzt, meines Erachtens viel zu wenig. Mittlerweile wird aber immerhin auch der praktischen Ausbildung mehr Aufmerksamkeit gewidmet, wenn auch nur mit anteilig sechzig Schulstunden. In einigen Bundesländern gibt es für die Ausbildung in Akupunktur ermächtigte Ärzte, die in ihrer Praxis an bereitwilligen Patienten die Möglichkeiten der Akupunktur lehren.

Grundsätzlich gibt es in Deutschland immer noch viel zu wenige Ärzte, die sich ausschließlich mit der Akupunktur beschäftigen. Nur die Spezialisierung kann zur höchsten Qualität in Diagnostik und Therapie führen. Ideal wäre die Einrichtung eines Facharztes für TCM oder für komplementäre Medizin. Ich befürchte allerdings, dass es zwanzig Jahre oder mehr brauchen wird, bis solch eine Facharztausbildung im deutschen Gesundheitssystem etabliert sein wird.

SELBSTVERSTÄNDLICH WERDE ICH nicht untätig abwarten, bis es so weit ist. Ich werde weiterhin daran arbeiten, die TCM-Ausbildung an die Universitäten zu holen und zwar sowohl für Studenten als auch für bereits approbierte Ärzte. Bislang findet eine solche Ausbildung, angeboten von diversen Weiterbildungsschulen, überwiegend in Hotels statt, entweder in Deutschland oder aber auch im Ausland – wobei oft nicht zu erkennen ist, ob bei diesen Angeboten die Lehre oder die Erholung im Vordergrund stehen soll. Zudem werden diese Kurse aus Gewinnmaximierungsgründen meist in sehr großen Gruppen durchgeführt, die einen Dialog oder eine Supervision kaum zulassen. Davon hat sich die Kleingruppen- und zum Teil Einzelausbildung in China zum Glück wohltuend abgehoben. Nur hervorragende Ausbildung garantiert dauerhafte Erfolge.

Weiter oben habe ich erzählt, dass mir Professor Zheng, als ich das erste Mal in China war, eine Kalligrafie überreichte, auf der steht, ich solle mein Wissen über die Traditionelle Chinesische Medizin hinaustragen in die Welt. Das war seine Botschaft. Was ist meine? Was würde ich wohl auf ein Blatt Papier schreiben und den Menschen in die Hand drücken wollen? Verschiedenes geht mir durch den Kopf. In einem Satz ist das schwer zu fassen. Zehn Aspekte sind mir wichtig.

1. TCM ist keine Alternativmedizin. Viel zu oft gibt es nämlich keine Alternative zu ihr, nämlich dann, wenn die Schulmedizin kein Angebot machen kann. Das Potenzial der TCM, insbesondere der Akupunktur, sollte endlich erkannt und anerkannt werden.

2. Mediziner sollten beides im Angebot bereithalten: sowohl die Schulmedizin als auch die TCM. Ärzte sollten in der Lage sein, abzuwägen, wann sie mit welcher Methode besser helfen können oder welche Kombination mit der Komplementärmedizin die Beste ist.

3. So wie es Fachärzte für Orthopädie, Neurologie oder Hals-Nasen-Ohren-Heilkunde gibt, sollte es auch Fachärzte für TCM geben. Nur die Spezialisierung kann zur höchsten Qualität in Diagnostik und Therapie führen.

4. Damit die Volksgesundheit von den Erfolgen der TCM profitieren kann, darf sie nicht nur für Menschen sein, die diese auch finanzieren können. Die Krankenkassen sollten nicht nur für die Akupunkturschmerztherapie aufkommen, sondern auch bei anderen Krankheiten für eine entsprechende Therapie die Kosten übernehmen.

5. TCM muss an die Universitäten. Es sollte dort gelehrt und geforscht werden. Wenn der wissenschaftliche Anspruch des Westens nicht befriedigt wird, hat die chinesische Medizin keine Chance, als volksmedizinisches Angebot viele Patienten zu erreichen.

6. Die Anwendung der TCM macht Spaß und kann Begeisterung hervorrufen. Die hohe Ansprechrate sowie Erfolgsquote und die unmittelbare Interaktion zwischen Arzt und Patient erzeugen auch bei dem Arzt mehr Zufriedenheit als das Ausstellen von Rezepten.

7. Wenn weniger Chemie in der Medizin eingesetzt wird, muss weniger im Körper verstoffwechselt werden und es wird weniger aus dem Körper in die Umwelt ausgeschieden. Auch im Hinblick auf die Ökologie ist TCM die Alternative.

8. In einem Gesundheitssystem, das über den ökonomischen Druck Verteilungskämpfe unter den Ärzten auslöst, Existenzen und Motivationen vernichtet, hat die TCM natürlich keine Chance. Hier müssen dringend grundsätzliche Veränderungen her.

9. Die seit Jahren andauernde Rationalisierung macht die Ärzte, das medizinische Personal und das Gesundheitssystem krank, zwingt sie zu einer unmenschlichen Leistungsbereitschaft und schafft Risiken, medizinische Dienstleistungen zur eigenen Existenzsicherung einzusetzen. Die Nutzung alternativer Ressourcen kann dazu beitragen, das System zu ökonomisieren.

10. Wenn sich das Gesundheitssystem nicht von allein der TCM weiter öffnet, so werden spätestens ökonomische Zwänge und eine stetig steigende Zahl von aufgeschlossenen Patienten dafür Sorge tragen. Das medizinische System wird sich langfristig der TCM öffnen müssen, wenn es sich erhalten will.

# Lebensdaten von Günter Gunia

- 24. Juni 1952 geboren in Gelsenkirchen Erle
- 1958 bis 1962 Volksschule Erle
- 1962 bis 1966 Realschule Gelsenkirchen
- 1966 bis 1968 Realschule Krefeld
- 1968 bis 1971 Schlosserlehre in Krefeld – Edelstahlwerke
- 1971 bis 1973 Abitur am Erzbischöflichen Kolleg in Neuss
- 1974 Volkswirtschaftsstudium in Köln
- 1974 bis 1975 Sanitätsdienst Bundeswehr
- 1976 bis 1977 Krankenpflegepraktikum Nervenklinik Hannover-Langenhagen
- 1977 bis 1984 Medizinstudium Hannover
- 1984 bis 1986 Internistische Ausbildung in Wittlich und Lehrte
- 1987 bis 1996 Landarzt und Rettungsmediziner
- seit 1990 TCM Ausbildung in Peking, VR China: vielfacher Aufenthalt am *Institute of Acupuncture and Moxibustion, China Academy of Traditional Chinese Medicine – WHO Collaborating Centre, China Beijing International Acupuncture Training Centre in Peking, VR China*
- 1996 bis 1997 Dozent für Traditionelle Chinesische Medizin an der Medizinischen Hochschule Hannover im Fachbereich Allgemeinmedizin

- 1996 bis 2001 Leiter der TCM-Ambulanz im Johanniter-Krankenhaus Bramsche
- 1997 Gründung des Ausbildungsinstitutes für Traditionelle Chinesische Medizin am Johanniter-Krankenhaus Bramsche in Zusammenarbeit mit dem *Institute of Acupuncture and Moxibustion, China Academy of Traditional Chinese Medicine – WHO Collaborating Centre, China Beijing International Acupuncture Training Centre in Peking, VR China*; Kooperationsvertrag mit der *China Academy* in Peking, die direkt dem Vizegesundheitsminister der VR China unterstellt ist
- 1997 bis 2001 Leitung des Johanniter-Ausbildungszentrums für TCM
- 1998 bis 2000 Gründung, Aufbau und Betreuung einer integrativen Augenklinik in Osnabrück und mehrerer Gruppen für Suchtkrankenakupunktur
- 1998 Mitinitiator der Stiftungsprofessur der Johanniter-/Krupp-Stiftung, Freie Universität Berlin
- 1998 bis 2003 Zweiter Vorsitzender und Ressortleiter Forschung und Lehre der ATCÄ (In Akupunktur und TCM in China ausgebildeter Ärzte e. V.); die ATCÄ ist seit 2000 Vorstandsmitglied der *World Federation of Acupuncture Society* (WFAS) mit direkter Verbindung zur Weltgesundheitsorganisation (WHO)
- 1999 Gastdozent für TCM an der Universität Bern, Abteilung Psychosomatik
- 1999 Dozent für Chinesische Diagnostik für die IAN an der Universität Köln
- 1999 Gründer und Leiter eines von der Akademie für ärztliche Fortbildung der Ärztekammer Niedersachsen akkreditierten Qualitätszirkels für Traditionelle Chinesische Medizin. Durch die Akkreditierung erhalten alle Teilnehmer des Qualitätszirkels Fortbildungspunkte
- 2000 Mitgestalter der »Oberurseler Beschlüsse« (Ausbil-

dungsumfänge A- und B-Diplom für Akupunktur) des Medizinischen Dienstes der Krankenkassen Hessen
- 2000 Mitglied im wissenschaftlichen Beirat der Deutsch-Chinesischen Gesellschaft für Medizin (DCGM) in der Bundesärztekammer und Leiter der TCM-Abteilung der DCGM
- 2000 Gründungsmitglied der Gesundheitskommission im Bundesverband mittelständischer Wirtschaftsunternehmen mit Spezialbereich holistische Salutogenese
- 2000 Entwicklung und Gründung des Johanniter Health Project, ganzheitliche Kurzzeitrehabilitation, Salutogenese und Leistungssteigerung für Führungskräfte
- 2001 und 2002 eingeladener NGO-Beobachter zum Weltkongress der Weltgesundheitsorganisation (WHO), Genf
- 2001 Inhouse-Ausbildung der gynäkologischen und geburtshilflichen Abteilung, HNO-Abteilung, Pädiatrie und Anästhesie des Marienhospitals Osnabrück, Akademisches Lehrkrankenhaus der Medizinischen Hochschule Hannover
- 2001 Dozent für TCM, Charité und Frauenklinik der Charité, Berlin
- 2001 bis 2003 Leiter des Zentrums für Chinesische und Integrative Medizin der St. Hedwig Kliniken Berlin
- 2002 Im Rahmen eines Empfangs an der Universität Potsdam spricht Professor Deng (Direktor der Akupunktur-Akademie in Peking und Direktor des Akupunktur-Weltverbandes) einen Lehrauftrag für die Universität Potsdam aus
- 2002 Eröffnung eigener Akupunktur-Praxis in Bramsche
- 2002 Bundesärztekammer Köln: Beratung zur Aufnahme der Akupunktur in die ärztliche Weiterbildungsordnung
- seit 2003 Honorarprofessor der Universität Potsdam mit TCM-Ambulanzen in Berlin und Bramsche
- Seit 2004 Dozent an der Universität Wien im Bereich Wissenschaftstheorien

# Fit sein ohne Anstrengung

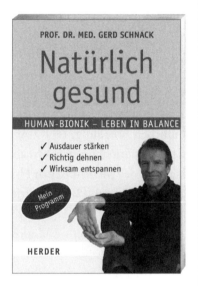

**Prof. Dr. med. Gerd Schnack**
**Natürlich gesund**
Human-Bionik –
Leben in Balance
Mit zahlreichen Abbildungen
200 Seiten | Gebunden
ISBN 978-3-451-29969-8

Mit wenig Aufwand zu mehr Wohlbefinden und Beweglichkeit. Fitness für alle, die ein einfaches, aber effektives Gesundheitsprogramm suchen, dass Selbstheilungskräfte aktiviert und im Einklang mit der Natur des Menschen wirkt.

**In jeder Buchhandlung**

**HERDER**
*Lesen ist Leben*

www.herder.de

# Für eine ganzheitliche Medizin

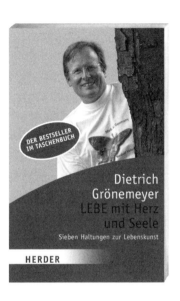

**Dietrich Grönemeyer**
**LEBE mit Herz und Seele**
Sieben Haltungen
zur Lebenskunst
224 Seiten | Paperback
ISBN 978-3-451-06065-6

Der Bestsellerautor Dietrich Grönemeyer stellt in seinem bislang persönlichsten Buch sieben Haltungen vor, die zur eigenen Mitte führen, die Kraft und Energie geben, für Körper und Seele. Mensch, lebe dein Leben intensiv und gemeinschaftlich, und voller Lebenslust.

In jeder Buchhandlung

**HERDER**
*Lesen ist Leben*

www.herder.de

**MIX**
Papier aus verantwor-
tungsvollen Quellen
**FSC® C106847**

© Verlag Herder GmbH, Freiburg im Breisgau 2011
Alle Rechte vorbehalten
www.herder.de

Redaktion: Cornelia Tomerius

Umschlaggestaltung:
Agentur R·M·E Roland Eschlbeck und Rosemarie Kreuzer
Umschlagmotive:
Autorenfoto: Privat. Alle Rechte vorbehalten
Hintergrund: © Getty Images – Erhard Frost

Satz: Barbara Herrmann, Freiburg
Herstellung: fgb · freiburger graphische betriebe
www.fgb.de

Printed in Germany

ISBN 978-3-451-32368-3

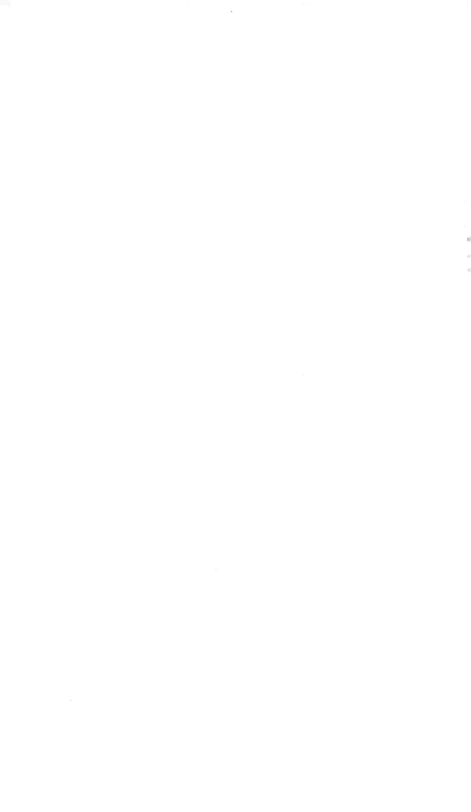

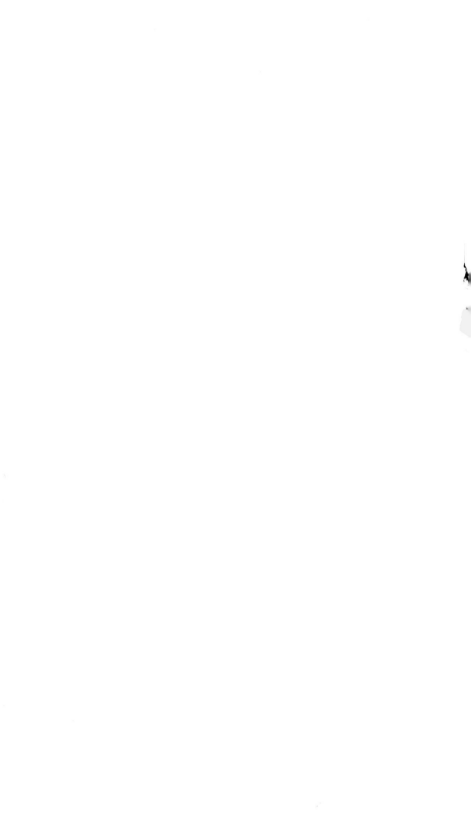